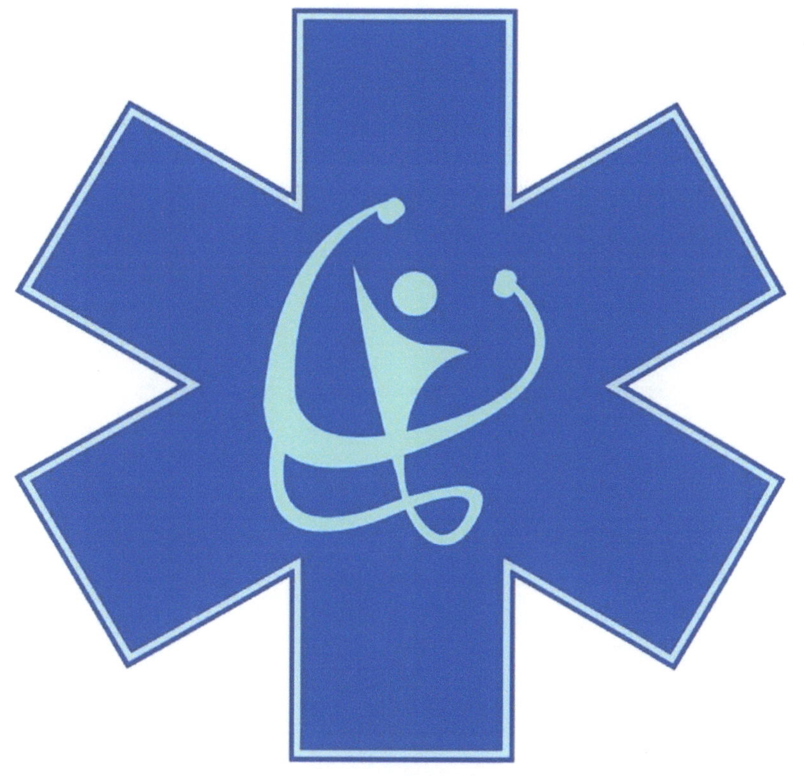

Advanced Airway Procedures

Prepared by: Anas Ghair

Academy of Health Sciences

Advanced Airway Procedures

التقنيات المتقدمة لفتح المجرى الهوائي

إن التنبيب داخل الرغامى ET-tube هو الإجراء المفضل للسيطرة الكاملة على الممر الهوائي عند المرضى الذين لا يستطيعون الحفاظ على ممرات هوائية آمنة ونظيفة ومفتوحة. يستطب إجراء التنبيب الرغامي عندما يكون المنقذ غير قادرا على التهوية عند مريض فاقد للوعي وذلك بالطرق التقليدية (طريقة الفم الى الفم أو B.V.M)، المريض لا يستطيع أن يحمي ممراته الهوائية (غيبوبة – توقف قلب أو توقف تنفس)، المريض يحتاج الى التهوية الاصطناعية لفترة زمنية طويلة.

إن المحاسن المتوقعة للتنبيب الرغامي هي أن الممرات الهوائية تكون معزولة تماما والذي يحميها من خطر الاستنشاق للممرات الهوائية السفلية، التهوية و الاكسجة تكون سهلة جدا، سحب المفرزات الرغامية والمفرزات القصبية تكون سهلة، يمنع ضياع التهوية وانتفاخ الرئة اثناء التهوية بالضغط الإيجابي، هو طريق لتطبيق بعض الادوية والعلاجات (مثل: النالكسون – اتروبين – فاسوبريسين – ايبينفرين – الليدوكائين).

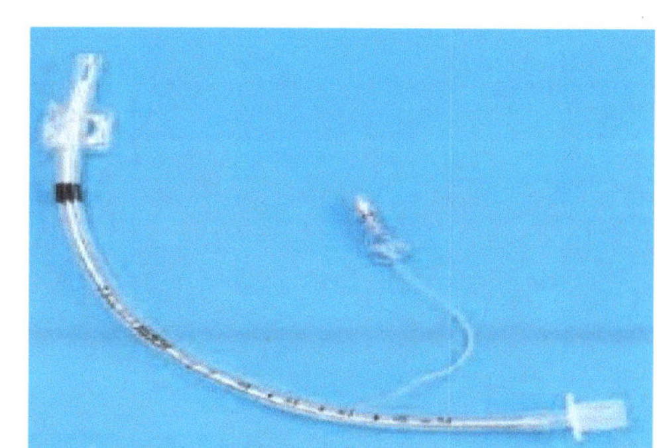

تقاس الأنابيب الرغامية بالميليمتر من حيث قطر الدائرة حيث تتوافر الأنابيب بقطر دائرة من 2.5 مم حتى 10 مم، بالنسبة لطول الأنابيب من حيث الإدخال بالرغامى يحدد بالسنيمتر. يوصى باستعمال أنابيب بقياس 7 الى 8 مم للمرضى البالغين الرجال، و7مم للمرضى البالغين النساء.

بالنسبة للرضع والأطفال يتوافر أنابيب رغامية بدون بالون في ذروته الداخلية، حيث أن الأطفال دون سن الثامنة الى العاشرة من العمر لديهم تضيق دائري على مستوى الغضروف الدرقي، هذا التضيق يفيد كوظيفة البالون بعزل الممرات السفلية ويحدد من تسرب الهواء عند الحلقة الغضروفية، بشكل عام إن الأنابيب الرغامية غير المزودة بالبالون تستعمل لهذه الفئة العمرية. هناك طرق عدة يمكن أن تستخدم لتحديد المقاس المناسب من الأنابيب الرغامية عند الأطفال والرضع. إن حجم الأنبوب الرغامي بدون بالون للأطفال أكبر من عمر سنة يمكن أن تستنبط من استعمال احد هذه المعادلات

$$\text{Tracheal tube size (mm)} = \frac{\text{Age (yr)}}{4} + 4$$

Tracheal Tube and Suction Catheter Sizes*

Approximate Age/Size (Weight)	Internal Diameter of Tracheal Tube (mm)	Suction Catheter Size (F)
Premature infant (<1 kg)	2.5	5
Premature infant (1-2 kg)	3.0	5 or 6
Premature infant (2-3 kg)	3-3.5	6 or 8
Infant (6-9 kg)	3.0 cuffed 3.5 uncuffed	8
Toddler (10-11 kg)	3.5 cuffed 4.0 uncuffed	10
Small child (12-14 kg)	4.0 cuffed 4.5 uncuffed	10
Child (15-18 kg)	4.5 cuffed 5.0 uncuffed	10
Child (19-23 kg)	5.0 cuffed 5.5 uncuffed	10
Large child (24-29 kg)	6 cuffed	10
Adolescent/Small adult (30-36 kg)	6.5 cuffed	12
Adult female	7 cuffed	12 or 14
Adult male	7 or 8 cuffed	14

طريقة اختيار مقاس الأنبوب الرغامي:

عند الأطفال: حسب العمر بالنسبة للأنبوب ذو البالون (Cuffed Tube):

$$Tracheal\ tube\ size\ (mm) = \frac{Age(yr)}{4} + 3,5$$

مثال: حجم الأنبوب بالنسبة لطفل عمره ثلاث سنوات :

$$Tracheal\ tube\ size\ (mm) = \frac{3}{4} + 3,5 = 4.25$$

التجهيزات المطلوبة: المنظار الحنجري Laryngoscope هو ضروري لرؤية المزمار والحبال الصوتية اثناء إجراء التنبيب الرغامي. ويجب توافر مآخذ مختلفة له بمقاسات متعددة, بطاريات للمنظار الحنجري مشحونة, سرنغ 10 CC, أنابيب رغامية بمقاسات مناسبة, قفازات طبية للمسعف, شاش, حوض كلوي, جهاز سحب المفرزات مع أنابيبه, رباط شاش لتثبيت الأنبوب, ممر هوائي فموي بلعومي.

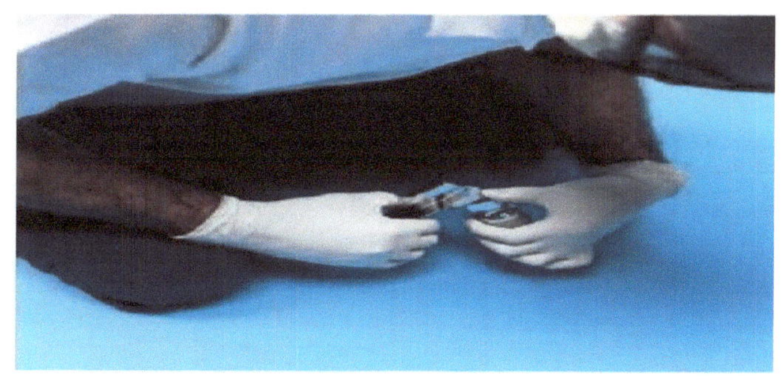

هناك نوعان من النصلة متوفرة بمقاسات مختلفة مستعملة للمنظار:

A. النصلة المباشرة المستقيمة : Straight Blade:

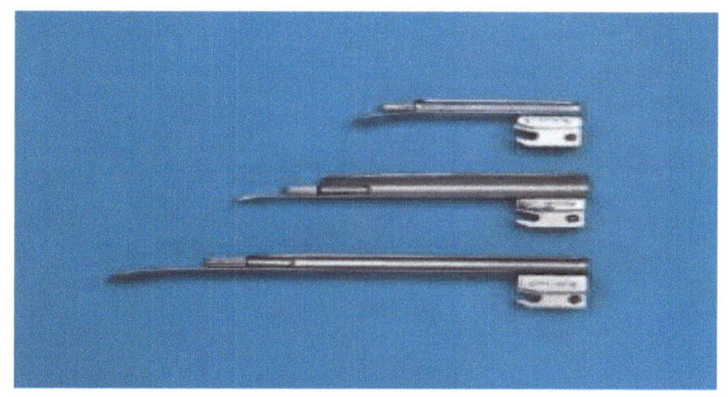

تطبق هذه النصلة بشكل مباشر لتزيح لسان المزمار لرؤية الحبال الصوتية. تستخدم هذه النصلة لتقديم اكبر قدر ممكن من الكشف عن المزمار وتحتاج الى نمط خاص. ويوصى باستخدامها لتنبيب حديثي الولادة لأنها تقدم اكبر قدر ممكن من الإزاحة للسان باتجاه ارض الفم وبالتالي مشاهدة أفضل لمكونات المزمار والبلعوم.

B. النوع الثاني هي النصلة المنحنية Curved Blade : مثل: Macintosh Blade

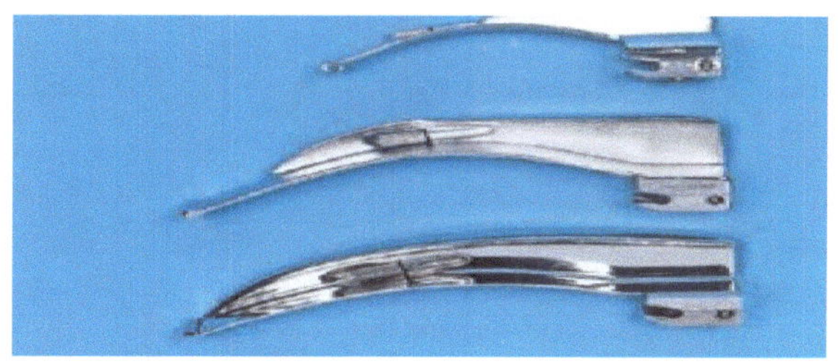

النصلة المنحنية صممت لتدخل الى الأخدود (Vallecula) مكان مستوى النصلة يزيح اللسان الى اليسار ويدفعه قليلا حيث يرفع لسان المزمار دون ان يلامسه. إن بعض مقدمي الخدمات الطبية الطارئة يميلون الى استخدام فورسيبس ماجل (بنس ماجيل) المنحني ليساعدهم بوضع الأنبوب الهوائي في المكان المخصص بشكل مباشر خلال و اثناء التنبيب أيضا في إزالة بعض المعدات الصناعية.

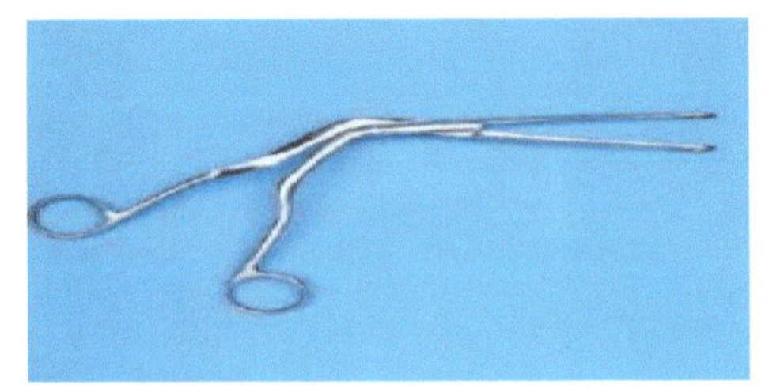

التحضير للاجراء: يجب ان يكون المريض قد تم تهويته بإحدى طرق التهوية قبل البدء بالتنبيب (فم الى قناع – فم الى فم - BVM) ويجب أن يقيم كفاية التنفس وذلك بملاحظة حركة الصدر اثناء التهوية وكذلك السماع بالسماعة الطبية لأصوات التنفس وملاحظة لون جلد المريض. قبل التنبيب يجب تهوية المريض بـ 100%O2 عند المرضى الذين يكون النبض لديهم غائبا (Pulseless) يجب ألا يتم مقاطعة عملية الانعاش لأكثر من 10 ثوان ولتحقق ذلك قم بتجهيز كامل الأدوات اللازمة للتنبيب مسبقا وبشكل دقيق. عملية إيقاف الإنعاش تكون فقط من اجل تركيب الأنبوب الرغامي في مكانه الصحيح. يجب أن يستأنف الضغط على الصدر وعملية الإنعاش مباشرة بعد أن يدخل الطرف القاصي (البعيد) للأنبوب داخل الحبال الصوتية.

في حال الحاجة الى إعادة التنبيب يجب أن يعطى المريض تهوية كافية واكسجة كافية قبل المحاولة الثانية وأيضا الضغطات الصدرية قبل كل محاولة تنبيب رئوي يجب أن تكون مدعومة بتهوية واكسجة لـ 15 – 30 ثانية بمعنى أخر قبل كل محاولة التنبيب لمرة أخرى, جهاز قياس الاكسجة النبضي وجهاز تخطيط القلب الكهربائي يجب أن يكون مراقب تماما وباستمرار اثناء عملية التنبيب.

نزع الأجسام الأجنبية مباشرة باستخدام المنظار الحنجري وبنس ماجيل لاستخراج ونزع الأجسام الأجنبية حيث يجب المحاولة بذلك فقط بعد فشل الإجراءات اليدوية لتنظيف الممرات الهوائية. الخطوات المتبعة لنزع الأجسام الأجنبية من الممرات الهوائية بشكل مباشر باستخدام منظار الحنجرة يكون كالتالي: تجميع الأدوات اللازمة لتنظير الحنجرة (جهاز الشفط يجب أن يكون جاهزا للعمل لشفط أي مفرزات أو اقياءات محتملة), يوضع المصاب بوضعية (Supine position) الاستلقاء الظهري مع تمديد الرأس للخلف, تهوية المصاب بأوكسجين إضافي إذا كان ذلك ممكنا, إدخال المنظار الحنجري حتى نشاهد الحنجرة مفتوحة والمكونات التي تحيط بها, إذا شاهدنا الجسم الأجنبي نمسكه بواسطة بنس ماجيل ونخرجه الى خارج الممرات الهوائية, إذا استعاد المريض التنفس العفوي خلال 5 ثواني نخرج نصلة المنظار الحنجري ونضع المريض تحت المراقبة, اذا لم يستعيد المريض تنفسه العفوي يجب ان ندخل الأنبوب الرغامي (Et tube) ونطبق 100% أوكسجين ونقيم الحالة القلبية الدوارنية عند المريض, إذا كان الجسم الأجنبي قد أغلق الممرات الهوائية تماما (بشكل كامل) والممرات الهوائية العلوية غير سالكة إبرة

البضع الحلقي الدرقي يجب أن تدخل في الغشاء الحلقي الدرقي هذه الطريقة يتم القيام بها لتقديم الأكسجين للمريض حتى يتم وضع Et tube او يجرى له فتحة جراحية بالرغامى بيد الأطباء المختصين. **إدخال البنس الذي سنخرج به الأجسام الأجنبية لا يتم إلا بعد رؤية الجسم الأجنبي الذي يغلق الممر الهوائي حيث يجب الحذر من إيذاء الأنسجة الرخوة بأسنان البنس.**

التنبيب من الفم: Orotracheal Intubation

اثناء التحضير للتنبيب عبر الفم يجب أن يكون المريض لا يعاني من رض. حيث يوضع المريض بوضعية (Sniffing Positipn).

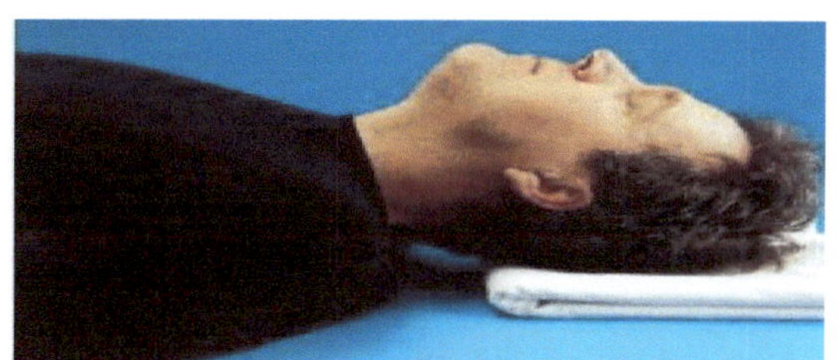

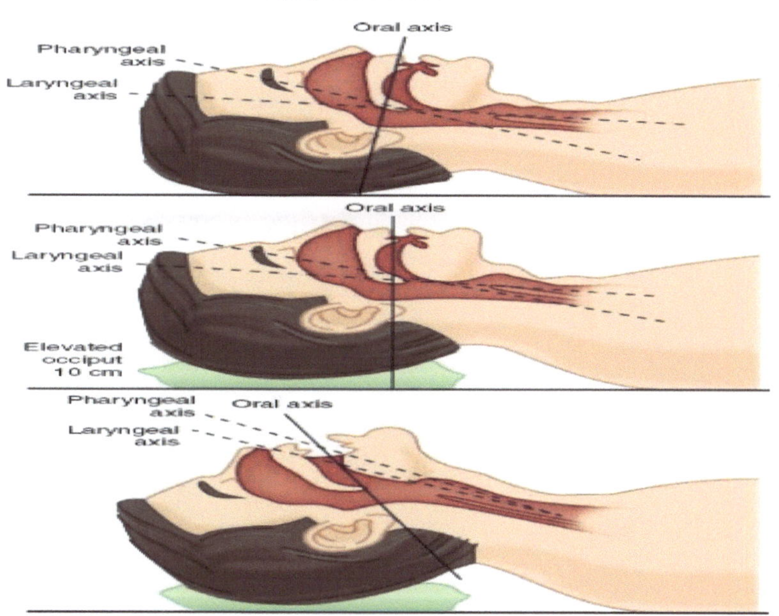

بهذه الوضعية الرقبة تكون مثنية على مستوى الفقرة الرقبية السادسة أو الخامسة والرأس مدعوم على الفقرتين الأولى والثانية هذه المحاذاة للمحاور الثلاث (الفم – البلعوم – الرأس) (المحاور البلعومية الفموية) تسمح المشاهدة المباشرة للحنجرة.

الأنبوب الرغامي الفموي:

عند تركيبه يجب أن يوضع عليه مزلق والسماعة الطبية والضوء ومعدات سحب المفرزات و القثاطر الكبيرة والصغيرة جميعها يجب أن تكون جاهزة ومتوفرة من اجل إجراء فتح مجرى هواء متقدم وقبل التنبيب يجب أن يتم تهوية المريض 100% O2 .

يكون التنبيب الرغامي كالتالي: وضعية الطبيب عند رأس المريض, افحص الجوف الفموي من المفرزات أو معدات أجنبية ويجب سحب المفرزات من الفم والبلعوم عند الحاجة,افتح فم المريض بأصابع يدك اليمنى ابعد الشفاه عن الأسنان أو اللثة لحمايتها من نصل المنظار الحنجري. تقنية فتح الفم بالأصابع المتعاكسة يجب أن تكون ناجحة لفتح فم المريض لإتمام هذه المهمة ضع الإبهام والسبابة على شكل حرف X, ادفع الفك السفلي باليد اليمنى واسحبه الى الأمام والأعلى. أزل أطقم الأسنان في حال وجودها, امسك المنظار الحنجري باليد اليسرى وادخل نصلته بالجانب الأيمن لفم المريض أزل وادفع اللسان الى اليسار حرك النصلة باتجاه الخط المتوسط وقاعدة اللسان واعرف اللهاة. اعمل ذلك بلطف وخفة وتجنب الضغط على الشفاه والأسنان, عندما تستعمل النصلة المنحنية تقدم بالنصلة الى الأخدود Vallecula (المكان يكون بين قاعدة اللسان والسطح البلعومي ولسان المزمار). عندما تستخدم النصلة الطويلة المستمرة ادخل مقدمة النصلة تحت لسان المزمار, المزمار المفتوح يكون معرضا للسحب الى الأعلى بالمقبض لا تستخدم ابدا التحفيز بالمقبض.

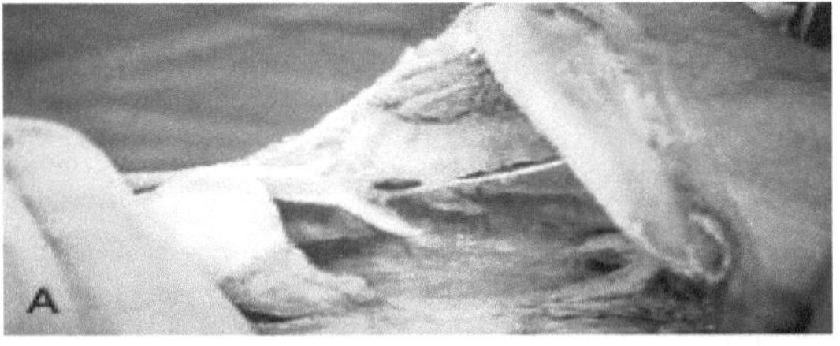

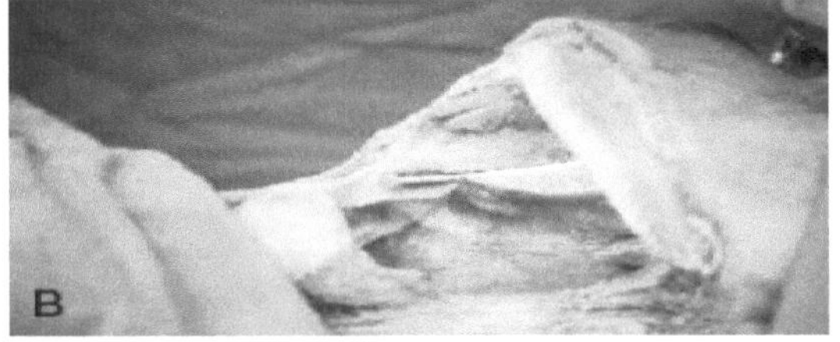

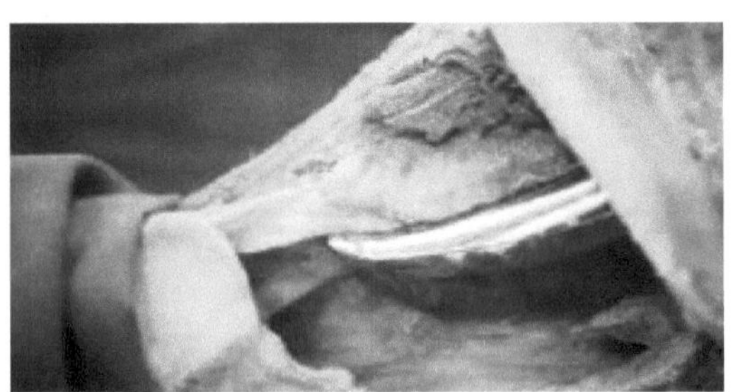

ادخل الأنبوب الرغامي الصناعي المناسب (Et tube) بالزاوية اليمنى من الفم وتحت المشاهدة المباشرة خلال الحبال الصوتية, إذا كنت تستخدم الدليل المعدني Stylet يجب إخراجه من الانبوب بعد أن يدخل الانبوب عبر الحبال الصوتية الى الرغامى. بعد مشاهدة الحبال الصوتية كن متاكدا بان النهاية البعيدة للانبوب الرغامي ذو البالون تحت الحبال الصوتية وتتجاوزها بمسافة 2,5 cm – 1.

فوهة لمعة الأنبوب يجب أن تتأكد من كونها قد تجاوزت الحبال الصوتية بـ 1 – 2.5 سم بمنتصف الطريق بين الحبال الصوتية وبداية تفرع القصبات carina. هذا المكان يسمح ببعض الانزياح للمعة الأنبوب اثناء الانثناء أو اثناء تمديد عنق المصاب بدون نزع الأنبوب الرغامي أو تحريك لمعة الأنبوب الى المنتصف (عند البالغين المسافة بين الأسنان والتفرع القصبي حوالي 27 سم. يجب أن نكون واعيين لعمق الأنبوب اثناء التنفس. الأنبوب المركب بشكل صحيح يصل بين الرقم 19 – 23 سم عند مستوى الأسنان (إشارة مكتوبة على الأنبوب الرغامي) عند هذه الإشارة تكون نهاية الأنبوب القاصية على بعد 2 – 3سم عن تفرع القصبتين Carina .

متوسط عمق الأنبوب عند الرجال 22 سم (عند الأسنان رقم 22), متوسط عمق الأنبوب عند النساء 21سم (عند الأسنان الرقم 21), انفخ البالون بـ 10 سم هواء لمنع أي هواء من التسرب الى الأعلى من حول الأنبوب وأيضا للوقاية من الاستنشاق, صل الأنبوب الرغامي الى احد التجهيزات التي تقدم التهوية وقدم التهوية للمرض, اثناء التهوية تأكد من المكان الصحيح للأنبوب بالإصغاء للصدر بالسماعة الطبية حيث يجب أن تصغي في أعلى المنطقة الشرسوفية. الخط الناصف للابط والصدر من الأمام والوحشي في كلتا الجهتين اليمنى واليسرى من الصدر, اذا كان المعدة تحوي على أصوات هوائية (قرقرة) وكانت حركات الصدر غائبة فورا افرغ بالون الأنبوب وانزع الأنبوب من الرغامى ثم حاول التنبيب ثانية بعد أن تعطي المريض O2 100% لمدة لا تقل عن 15 – 30 ثا, عندما يكون قياس الأنبوب مناسب للمريض حاول ثانية بنفس المقاس مع الانتباه الى العلامة المناسبة عند الأسنان ثم نصغي ثانية للتأكد من صحة مكان الأنبوب. **إذا كان صوت التنفس غائبا بالجهة اليسرى فهذا يعني أن الأنبوب الرغامي الفموي قد دخل الى الرئة اليمنى.** يتم وصل الأنبوب الرغامي بالأمبو ونبدأ في التهوية أو نصل الأنبوب الرغامي بجهاز التنفس الاصطناعي بعد ضبط الجهاز بما يناسب وضع المريض.

في بعض الأحيان يكون التنبيب الرغامي الانفي اجراء يجب اختياره وخاصة عند المرضى الذين لديهم تنفس عفوي عندما يكون المنظار الحنجري صعب الاستعمال أو عندما تكون حركة الفقرات الرقبية محدودة من أمثلة هذه الظروف ما يلي:

الجرعات الزائدة من الادوية Meadication overdose , الربو او التحسس Asthma or anaphylaxis , الامراض الرئوية السادة المزمنة COPD, الجلطة Stroke, الاختلاجات (الصرع) Seizure, تبدلات الحالة العقلية Altered mental status

في مثل هذه الحالات والظروف الطبية يكون وضع المنظار الحنجري في فم المريض من الصعب تنفيذه وبالتالي لا يضمن نجاح التنبيب الفموي الرغامي لانها تحمل خطورة عالية في وضع واستقرار الأنبوب الرغامي بمكانه الصحيح خلال لذلك ننظر الى التنبيب عبر الأنف كإجراء بديل للتنبيب الرغامي حيث يعتبر تنبيب أعمى لا يعتمد على مشاهدة الحبال الصوتية.

عموما المريض الواعي يتحمل التنبيب الأنفي الرغامي بشكل أفضل من التنبيب الفموي. إن التنبيب الأنفي الرغامي غالبا ما يسبب رض على مخاطية الرغامى اقل من التنبيب عبر الفم لان الأنبوب الرغامي الصناعي سوف يدخل الرغامى ويتحرك جانب الرغامى اقل من التنبيب الفموي الذي يتطلب حركة الرقبة والرأس. إذا سمح الوقت يجب على تقني طب الطوارئ أن يستعمل دواء مقبض وعائي اثناء تحضير المريض (مقبض وعائي بخاخ) ومخدر موضعي مثل (بخاخ فينيل ايبينفرين) (الليدوكائين جل).

هذه الإجراءات تجعل المريض أكثر ارتياحا وغالبا تقلل النزف الأنفي (الرعاف) وهذه يمكن أن تحدث بشكل ثانوي نتيجة الإجراء وإذا سمح الوقت قيم المكان الذي سوف يوضع فيه الأنبوب القاسي قبل الإجراء و انظر الى الأنف الأوسع لان الأنبوب الصلب يمكن أن يضغط المخاطية ويزيد الرض عليها

لا يوصى بإجراء التنبيب الأنفي الرغامي للمريض الذي لديه انقطاع تنفس, المريض الذي لديه كسور متوسطة بالوجه, المريض الذي لديه كسور بالأنف, المريض الذي لديه كسور في قاعدة الجمجمة أو الشك بوجود كسور. يكون ادخال الأنبوب الأنفي الرغامي كالتالي:

1. اختيار الأنبوب المناسب ET- Tube ويكون قياسه اقل من الفموي بـ 1 سم (الأنبوب نفسه مصمم للتنبيب الأنفي أو الفموي الرغامي وبعض الأنابيب الرغامية تكون اكبر من ذلك للتحكم بقمة الأنبوب حيث يساعد على دخول الرغامى)

- حضر وافحص كل الأدوات الازمة (نفخ البالون – السرنغ – جهاز سحب المفرزات – السماعة الطبية)

2. قم بتهوية المريض بـ100% o2 قبل الاجراء

3. ادهن الأنبوب الأنفي الرغامي بمادة مخدرة او مزلقة مثل الليدوكائين جل

4. ادخل الأنبوب بفوهة الأنف وتقدم به على ارض الأنف إذا كانت فتحة الأنف واضحة ونظيفة و واسعة تقدم بشكل مباشر اذا كانت كلتا فتحتي الأنف واضحتين ادخل في المنخر الأكبر أولا إذا فشلت بالدخول في المنخر الأول اعد المحاولة بالفتحة الثانية قبل اختيار أنبوب رغامي اقل بـ 0,5 ملمتر بالقطر.

5. قف بجانب المريض ومعك الأنبوب بيد وباليد الأخرى جس الحنجرة بالإبهام والإصبع الوسطى. انحناء الأنبوب يجب أن يتماشى ويتشابه مع الانحناء التشريحي الطبيعي للممرات الهوائية. بهدوء تقدم وادخل الأنبوب بينما تدور الأنبوب بـ 15 – 30 درجة حتى يبدأ الهواء بالتدفق عبر الأنبوب ويمكن سماع الهواء الذي يتدفق من ET.tube.

6. بسرعة وبرقة ادخل الأنبوب مع بداية النفس (الشهيق)

7. اخراج اللسان مع المريض المتعاون يكون مساعد جدا. أحيانا يتم ربط اللسان وسحبه الى الخارج بواسطة قطعة شاش (مدد الرقبة وابسطها اذا لم يكن هناك اذية بالحبل الشوكي او الشك بذلك) مع الضغط للخلف على الغضروف الحلقي يكون مفيد ويضع الحنجرة بالمكان المناسب.

8. اذا أتممت التنبيب ثبت مقدمة الأنبوب بالمكان المناسب.

9. انفخ البالون ب 10 سم هواء وثبت الأنبوب بمكانه تماما.

10. قم بالتهوية للمريض بالأوكسجين اذا توفر او بآلة التنفس المتوفرة.

11. اذا فشل التنبيب اسحب الأنبوب وحاول إدخاله ثانية بعد تهوية المريض وأكسجته.

من المضاعفات المحتملة: الرعاف, تنبيه المبهم, أذية الحاجز الأنفي, تهتك الأنسجة ما قبل البلعوم, أذية الحبال الصوتية, اقتلاع الغضروف الطرجهالي, التنبيب المرئي, التنبيب داخل القحف إذا كان لدى المريض كسر بقاعدة الجمجمة.

Advanced Airway Procedures

التقنيات المتقدمة لفتح المجرى الهوائي

Endotracheal Intubation التنبيب داخل الرغامى:

إن التنبيب داخل الرغامى ET-tube هو الإجراء المفضل للسيطرة الكاملة على الممر الهوائي عند المرضى الذين لا يستطيعون الحفاظ على ممرات هوائية آمنة ونظيفة ومفتوحة. يستطب إجراء التنبيب الرغامي عندما يكون المنقذ غير قادرا على التهوية عند مريض فاقد للوعي وذلك بالطرق التقليدية (طريقة الفم الى الفم أو B.V.M), المريض لا يستطيع أن يحمي ممراته الهوائية (غيبوبة – توقف قلب أو توقف تنفس), المريض يحتاج الى التهوية الاصطناعية لفترة زمنية طويلة.

إن المحاسن المتوقعة للتنبيب الرغامي هي أن الممرات الهوائية تكون معزولة تماما والذي يحميها من خطر الاستنشاق للممرات الهوائية السفلية, التهوية و الاكسجة تكون سهلة جدا, سحب المفرزات الرغامية والمفرزات القصبية تكون سهلة, يمنع ضياع التهوية وانتفاخ الرئة اثناء التهوية بالضغط الإيجابي, هو طريق لتطبيق بعض الادوية والعلاجات (مثل: النالكسون – اتروبين – فاسوبريسين – ايبينفرين – الليدوكائين).

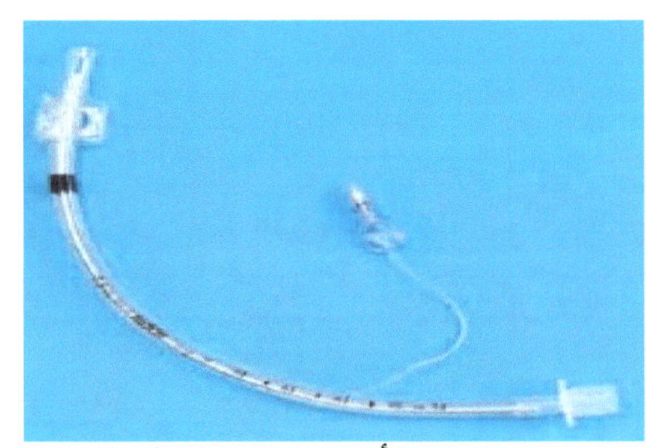

تقاس الأنابيب الرغامية بالميليمتر من حيث قطر الدائرة حيث تتوافر الأنابيب بقطر دائرة من 2.5 مم حتى 10 مم, بالنسبة لطول الأنابيب من حيث الإدخال بالرغامى يحدد بالسنيمتر. يوصى باستعمال أنابيب بقياس 7 الى 8 مم للمرضى البالغين الرجال, و7مم للمرضى البالغين النساء.

بالنسبة للرضع والأطفال يتوافر أنابيب رغامية بدون بالون في ذروته الداخلية, حيث أن الأطفال دون سن الثامنة الى العاشرة من العمر لديهم تضيق دائري على مستوى الغضروف الدرقي, هذا التضيق يفيد كوظيفة البالون بعزل الممرات السفلية ويحدد من تسرب الهواء عند الحلقة الغضروفية, بشكل عام إن الأنابيب الرغامية غير المزودة بالبالون تستعمل لهذه الفئة العمرية. هناك طرق عدة يمكن أن تستخدم لتحديد المقاس المناسب من الأنابيب الرغامية عند الأطفال والرضع. إن حجم الأنبوب الرغامي بدون بالون للأطفال أكبر من عمر سنة يمكن أن تستنبط من استعمال احد هذه المعادلات

$$\text{Tracheal tube size (mm)} = \frac{\text{Age (yr)}}{4} + 4$$

Tracheal Tube and Suction Catheter Sizes*

Approximate Age/Size (Weight)	Internal Diameter of Tracheal Tube (mm)	Suction Catheter Size (F)
Premature infant (<1 kg)	2.5	5
Premature infant (1-2 kg)	3.0	5 or 6
Premature infant (2-3 kg)	3-3.5	6 or 8
Infant (6-9 kg)	3.0 cuffed 3.5 uncuffed	8
Toddler (10-11 kg)	3.5 cuffed 4.0 uncuffed	10
Small child (12-14 kg)	4.0 cuffed 4.5 uncuffed	10
Child (15-18 kg)	4.5 cuffed 5.0 uncuffed	10
Child (19-23 kg)	5.0 cuffed 5.5 uncuffed	10
Large child (24-29 kg)	6 cuffed	10
Adolescent/Small adult (30-36 kg)	6.5 cuffed	12
Adult female	7 cuffed	12 or 14
Adult male	7 or 8 cuffed	14

طريقة اختيار مقاس الأنبوب الرغامي:

عند الأطفال: حسب العمر بالنسبة للأنبوب ذو البالون (Cuffed Tube):

$$Tracheal\ tube\ size\ (mm) = \frac{Age(yr)}{4} + 3,5$$

مثال: حجم الأنبوب بالنسبة لطفل عمره ثلاث سنوات :

$$Tracheal\ tube\ size\ (mm) = \frac{3}{4} + 3,5 = 4.25$$

التجهيزات المطلوبة: المنظار الحنجري Laryngoscope هو ضروري لرؤية المزمار والحبال الصوتية اثناء إجراء التنبيب الرغامي. ويجب توافر مآخذ مختلفة له بمقاسات متعددة, بطاريات للمنظار الحنجري مشحونة, سرنغ 10 CC, أنابيب رغامية بمقاسات مناسبة, قفازات طبية للمسعف, شاش, حوض كلوي, جهاز سحب المفرزات مع أنابيبه, رباط شاش لتثبيت الأنبوب, ممر هوائي فموي بلعومي.

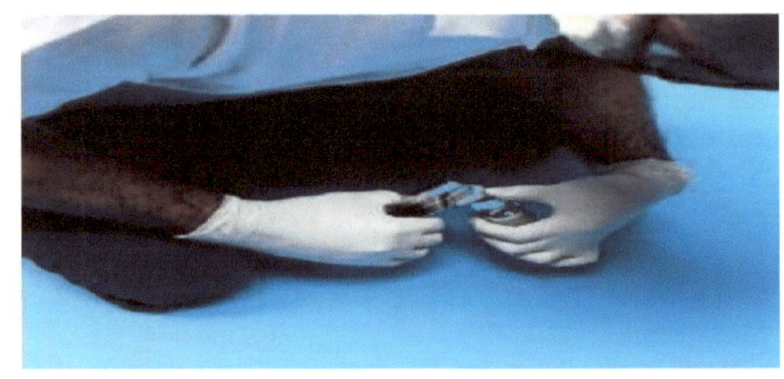

هناك نوعان من النصلة متوفرة بمقاسات مختلفة مستعملة للمنظار:

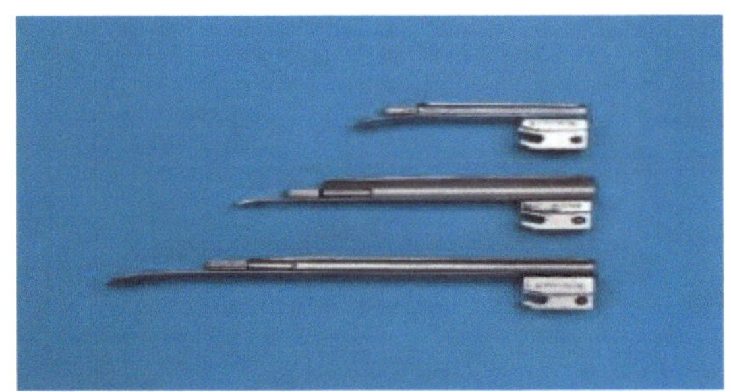

تطبق هذه النصلة بشكل مباشر لتزيح لسان المزمار لرؤية الحبال الصوتية. تستخدم هذه النصلة لتقديم اكبر قدر ممكن من الكشف عن المزمار وتحتاج الى نمط خاص. ويوصى باستخدامها لتنبيب حديثي الولادة لأنها تقدم اكبر قدر ممكن من الإزاحة للسان باتجاه ارض الفم وبالتالي مشاهدة أفضل لمكونات المزمار والبلعوم.

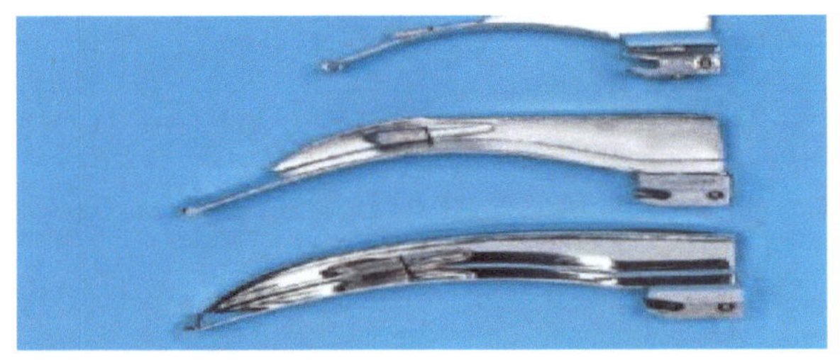

النصلة المنحنية صممت لتدخل الى الأخدود (Vallecula) مكان مستوى النصلة يزيح اللسان الى اليسار ويدفعه قليلا حيث يرفع لسان المزمار دون ان يلامسه. إن بعض مقدمي الخدمات الطبية الطارئة يميلون الى استخدام فورسيبس ماجل (بنس ماجيل) المنحني ليساعدهم بوضع الأنبوب الهوائي في المكان المخصص بشكل مباشر خلال و اثناء التنبيب أيضا في إزالة بعض المعدات الصناعية.

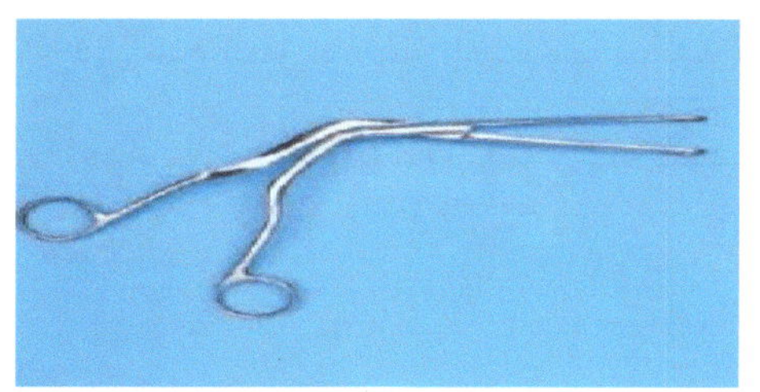

التحضير للاجراء: يجب ان يكون المريض قد تم تهويته بإحدى طرق التهوية قبل البدء بالتنبيب (فم الى قناع – فم الى فم - BVM) ويجب أن يقيم كفاية التنفس وذلك بملاحظة حركة الصدر اثناء التهوية وكذلك السماع بالسماعة الطبية لأصوات التنفس وملاحظة لون جلد المريض. قبل التنبيب يجب تهوية المريض بـ 100%O2 عند المرضى الذين يكون النبض لديهم غائبا (Pulseless) يجب ألا يتم مقاطعة عملية الانعاش لأكثر من 10 ثوان ولتحقق ذلك قم يتجهيز كامل الأدوات اللازمة للتنبيب مسبقا وبشكل دقيق. عملية إيقاف الإنعاش تكون فقط من اجل تركيب الأنبوب الرغامي في مكانه الصحيح. يجب أن يستأنف الضغط على الصدر وعملية الإنعاش مباشرة بعد أن يدخل الطرف القاصي (البعيد) للأنبوب داخل الحبال الصوتية.

في حال الحاجة الى إعادة التنبيب يجب أن يعطى المريض تهوية كافية واكسجة كافية قبل المحاولة الثانية وأيضا الضغطات الصدرية قبل كل محاولة تنبيب رئوي يجب أن تكون مدعومة بتهوية واكسجة لـ 15 – 30 ثانية بمعنى أخر قبل كل محاولة التنبيب لمرة أخرى, جهاز قياس الاكسجة النبضي وجهاز تخطيط القلب الكهربائي يجب أن يكون مراقب تماما وباستمرار اثناء عملية التنبيب.

نزع الأجسام الأجنبية مباشرة باستخدام المنظار الحنجري وبنس ماجيل لاستخراج ونزع الأجسام الأجنبية حيث يجب المحاولة بذلك فقط بعد فشل الإجراءات اليدوية لتنظيف الممرات الهوائية. الخطوات المتبعة لنزع الأجسام الأجنبية من الممرات الهوائية بشكل مباشر باستخدام منظار الحنجرة يكون كالتالي: تجميع الأدوات اللازمة لتنظير الحنجرة (جهاز الشفط يجب أن يكون جاهزا للعمل لشفط أي مفرزات أو اقياءات محتملة), يوضع المصاب بوضعية (Supine position) الاستلقاء الظهري مع تمديد الرأس للخلف, تهوية المصاب بأوكسجين إضافي إذا كان ذلك ممكنا, إدخال المنظار الحنجري حتى نشاهد الحنجرة مفتوحة والمكونات التي تحيط بها, إذا شاهدنا الجسم الأجنبي نمسكه بواسطة بنس ماجيل ونخرجه الى خارج الممرات الهوائية, إذا استعاد المريض التنفس العفوي خلال 5 ثواني نخرج نصلة المنظار الحنجري ونضع المريض تحت المراقبة, اذا لم يستعيد المريض تنفسه العفوي يجب ان ندخل الأنبوب الرغامي (Et tube) ونطبق 100% أوكسجين ونقيم الحالة القلبية الدوارنية عند المريض, إذا كان الجسم الأجنبي قد أغلق الممرات الهوائية تماما (بشكل كامل) والممرات الهوائية العلوية غير سالكة إبرة

البضع الحلقي الدرقي يجب أن تدخل في الغشاء الحلقي الدرقي هذه الطريقة يتم القيام بها لتقديم الأكسجين للمريض حتى يتم وضع Et tube او يجرى له فتحة جراحية بالرغامى بيد الأطباء المختصين. **إدخال البنس الذي سنخرج به الأجسام الأجنبية لا يتم إلا بعد رؤية الجسم الأجنبي الذي يغلق الممر الهوائي حيث يجب الحذر من إيذاء الأنسجة الرخوة بأسنان البنس.**

التنبيب من الفم: Orotracheal Intubation

اثناء التحضير للتنبيب عبر الفم يجب أن يكون المريض لا يعاني من رض. حيث يوضع المريض بوضعية (Sniffing Positipn).

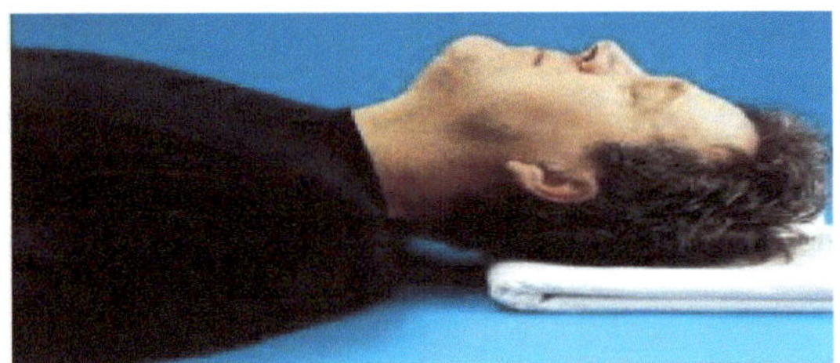

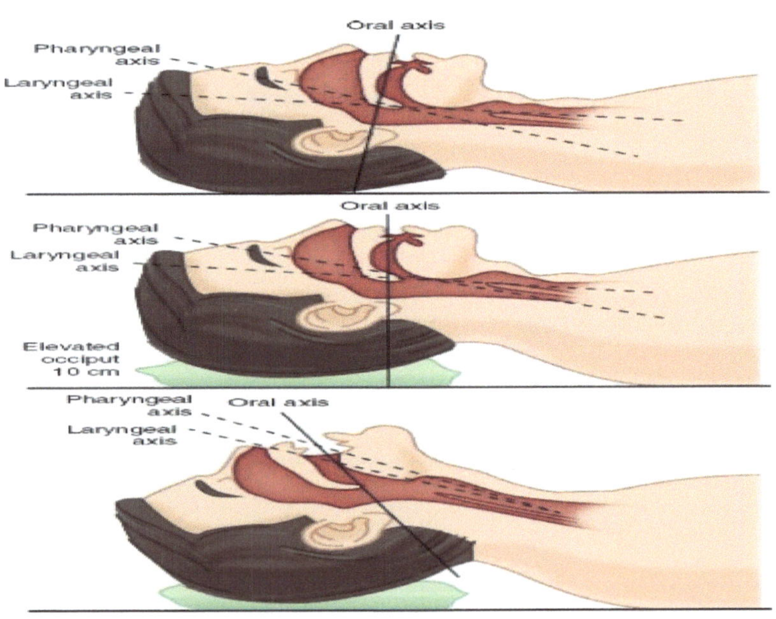

بهذه الوضعية الرقبة تكون مثنية على مستوى الفقرة الرقبية السادسة أو الخامسة والرأس مدعوم على الفقرتين الأولى والثانية والثانية هذه المحاذاة للمحاور الثلاث (الفم – البلعوم – الرأس) (المحاور البلعومية الفموية) تسمح المشاهدة المباشرة للحنجرة.

الأنبوب الرغامي الفموي:

عند تركيبه يجب أن يوضع عليه مزلق والسماعة الطبية والضوء ومعدات سحب المفرزات و القثاطر الكبيرة والصغيرة جميعها يجب أن تكون جاهزة ومتوفرة من اجل إجراء فتح مجرى هواء متقدم وقبل التنبيب يجب أن يتم تهوية المريض 100% O2 .

يكون التنبيب الرغامي كالتالي: وضعية الطبيب عند رأس المريض, افحص الجوف الفموي من المفرزات أو معدات أجنبية ويجب سحب المفرزات من الفم والبلعوم عند الحاجة,افتح فم المريض بأصابع يدك اليمنى ابعد الشفاه عن الأسنان أو اللثة لحمايتها من نصل المنظار الحنجري. تقنية فتح الفم بالأصابع المتعاكسة يجب أن تكون ناجحة لفتح فم المريض لإتمام هذه المهمة ضع الإبهام والسبابة على شكل حرف X, ادفع الفك السفلي باليد اليمنى واسحبه الى الأمام والأعلى. أزل أطقم الأسنان في حال وجودها, امسك المنظار الحنجري باليد اليسرى وادخل نصلته بالجانب الأيمن لفم المريض أزل وادفع اللسان الى اليسار حرك النصلة باتجاه الخط المتوسط وقاعدة اللسان واعرف اللهاة. اعمل ذلك بلطف وخفة وتجنب الضغط على الشفاه والأسنان, عندما تستعمل النصلة المنحنية تقدم بالنصلة الى الأخدود Vallecula (المكان يكون بين قاعدة اللسان والسطح البلعومي ولسان المزمار). عندما تستخدم النصلة الطويلة المستمرة ادخل مقدمة النصلة تحت لسان المزمار, المزمار المفتوح يكون معرضا للسحب الى الأعلى بالمقبض لا تستخدم ابدا التحفيز بالمقبض.

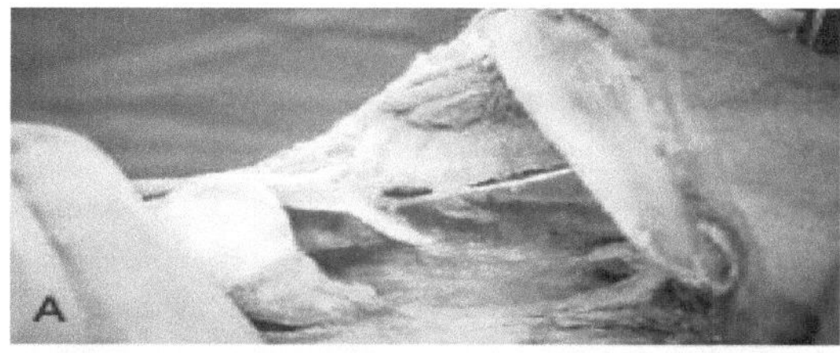

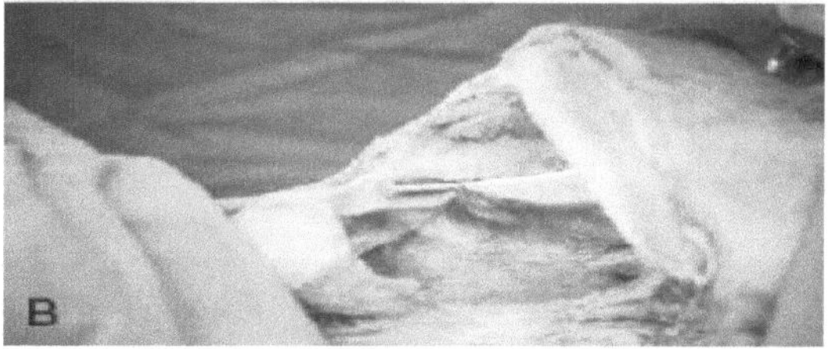

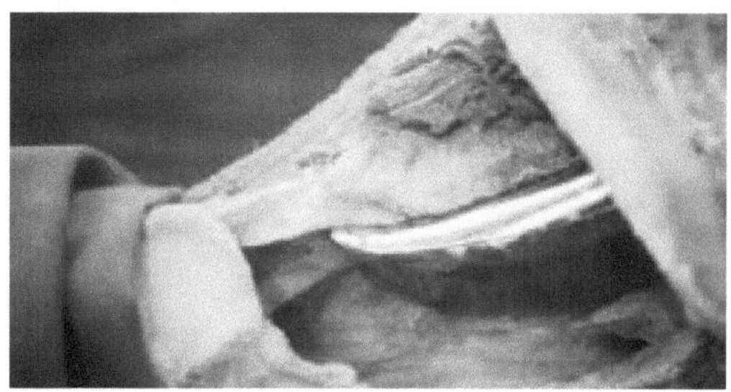

ادخل الأنبوب الرغامي الصناعي المناسب (Et tube) بالزاوية اليمنى من الفم وتحت المشاهدة المباشرة خلال الحبال الصوتية, إذا كنت تستخدم الدليل المعدني Stylet يجب إخراجه من الانبوب بعد أن يدخل الانبوب عبر الحبال الصوتية الى الرغامى. بعد مشاهدة الحبال الصوتية كن متاكدا بان النهاية البعيدة للانبوب الرغامي ذو البالون تحت الحبال الصوتية وتتجاوزها بمسافة cm 2,5 – 1.

فوهة لمعة الأنبوب يجب أن تتأكد من كونها قد تجاوزت الحبال الصوتية بـ 1 – 2.5 سم بمنتصف الطريق بين الحبال الصوتية وبداية تفرع القصبات carina. هذا المكان يسمح ببعض الانزياح للمعة الأنبوب اثناء الانثناء أو اثناء تمديد عنق المصاب بدون نزع الأنبوب الرغامي أو تحريك لمعة الأنبوب الى المنتصف (عند البالغين المسافة بين الأسنان والتفرع القصبي حوالي 27 سم. يجب أن نكون واعيين لعمق الأنبوب اثناء التنفس. الأنبوب المركب بشكل صحيح يصل بين الرقم 19 – 23 سم عند مستوى الأسنان (إشارة مكتوبة على الأنبوب الرغامي) عند هذه الإشارة تكون نهاية الأنبوب القاصية على بعد 2 – 3سم عن تفرع القصبتين Carina .

متوسط عمق الأنبوب عند الرجال 22 سم (عند الأسنان رقم 22), متوسط عمق الأنبوب عند النساء 21سم (عند الأسنان الرقم 21), انفخ البالون بـ 10 سم هواء لمنع أي هواء من التسرب الى الأعلى من حول الأنبوب وأيضا للوقاية من الاستنشاق, صل الأنبوب الرغامي الى احد التجهيزات التي تقدم التهوية وقدم التهوية للمرض, اثناء التهوية تأكد من المكان الصحيح للأنبوب بالإصغاء للصدر بالسماعة الطبية حيث يجب أن تصغي في أعلى المنطقة الشرسوفية. الخط الناصف للابط والصدر من الأمام والوحشي في كلتا الجهتين اليمنى واليسرى من الصدر, اذا كان المعدة تحوي على أصوات هوائية (قرقرة) وكانت حركات الصدر غائبة فورا افرغ بالون الأنبوب وانزع الأنبوب من الرغامى ثم حاول التنبيب ثانية بعد أن تعطي المريض 100% O2 لمدة لا تقل عن 15 – 30 ثا, عندما يكون قياس الأنبوب مناسب للمريض حاول ثانية بنفس المقاس مع الانتباه الى العلامة المناسبة عند الأسنان ثم نصغي ثانية للتأكد من صحة مكان الأنبوب. **إذا كان صوت التنفس غائبا بالجهة اليسرى فهذا يعني أن الأنبوب الرغامي الفموي قد دخل الى الرئة اليمنى.** يتم وصل الأنبوب الرغامي بالأمبو ونبدأ في التهوية أو نصل الأنبوب الرغامي بجهاز التنفس الاصطناعي بعد ضبط الجهاز بما يناسب وضع المريض.

التبيب الرغامي عبر الأنف   Nasaotracheal Intubation:

في بعض الأحيان يكون التنبيب الرغامي الانفي اجراء يجب اختياره وخاصة عند المرضى الذين لديهم تنفس عفوي عندما يكون المنظار الحنجري صعب الاستعمال أو عندما تكون حركة الفقرات الرقبية محدودة من أمثلة هذه الظروف ما يلي:

الجرعات الزائدة من الادوية   Meadication overdose , الربو او التحسس   Asthma or anaphylaxis , الامراض الرئوية السادة المزمنة   COPD, الجلطة   Stroke, الاختلاجات (الصرع)   Seizure, تبدلات الحالة العقلية   Altered mental status

في مثل هذه الحالات والظروف الطبية يكون وضع المنظار الحنجري في فم المريض من الصعب تنفيذه وبالتالي لا يضمن نجاح التنبيب الفموي الرغامي لانها تحمل خطورة عالية في وضع واستقرار الأنبوب الرغامي بمكانه الصحيح خلال لذلك ننظر الى التنبيب عبر الأنف كإجراء بديل للتنبيب الرغامي حيث يعتبر تنبيب أعمى لا يعتمد على مشاهدة الحبال الصوتية.

عموما المريض الواعي يتحمل التنبيب الأنفي الرغامي بشكل أفضل من التنبيب الفموي. إن التنبيب الأنفي الرغامي غالبا ما يسبب رض على مخاطية الرغامى اقل من التنبيب عبر الفم لان الأنبوب الرغامي الصناعي سوف يدخل الرغامى ويتحرك جانب الرغامى اقل من التنبيب الفموي الذي يتطلب حركة الرقبة والرأس. إذا سمح الوقت يجب على تقني طب الطوارئ أن يستعمل دواء مقبض وعائي اثناء تحضير المريض (مقبض وعائي بخاخ) ومخدر موضعي مثل (بخاخ فينيل ايبينفرين) (الليدوكائين جل).

هذه الإجراءات تجعل المريض أكثر ارتياحا وغالبا تقلل النزف الأنفي (الرعاف) وهذه يمكن أن تحدث بشكل ثانوي نتيجة الإجراء وإذا سمح الوقت قيم المكان الذي سوف يوضع فيه الأنبوب القاسي قبل الإجراء و انظر الى الأنف الأوسع لان الأنبوب الصلب يمكن أن يضغط المخاطية ويزيد الرض عليها

لا يوصى بإجراء التنبيب الأنفي الرغامي للمريض الذي لديه انقطاع تنفس, المريض الذي لديه كسور متوسطة بالوجه, المريض الذي لديه كسور بالأنف, المريض الذي لديه كسور في قاعدة الجمجمة أو الشك بوجود كسور. يكون ادخال الأنبوب الأنفي الرغامي كالتالي:

12.اختيار الأنبوب المناسب   ET- Tube ويكون قياسه اقل من الفموي بـ 1 سم (الأنبوب نفسه مصمم للتنبيب الأنفي أو الفموي الرغامي وبعض الأنابيب الرغامية تكون اكبر من ذلك للتحكم بقمة الأنبوب حيث يساعد على دخول الرغامى)

- حضر وافحص كل الأدوات الازمة (نفخ البالون – السرنغ – جهاز سحب المفرزات – السماعة الطبية)

13. قم بتهوية المريض بـ100% o2 قبل الاجراء

14. ادهن الأنبوب الأنفي الرغامي بمادة مخدرة او مزلقة مثل الليدوكائين جل

15. ادخل الأنبوب بفوهة الأنف وتقدم به على ارض الأنف إذا كانت فتحة الأنف واضحة ونظيفة و واسعة تقدم بشكل مباشر اذا كانت كلتا فتحتي الأنف واضحتين ادخل في المنخر الأكبر أولا إذا فشلت بالدخول في المنخر الأول اعد المحاولة بالفتحة الثانية قبل اختيار أنبوب رغامي اقل بـ 0,5 ملمتر بالقطر.

16. قف بجانب المريض ومعك الأنبوب بيد وباليد الأخرى جس الحنجرة بالإبهام والإصبع الوسطى. انحناء الأنبوب يجب أن يتماشى ويتشابه مع الانحناء التشريحي الطبيعي للممرات الهوائية. بهدوء تقدم وادخل الأنبوب بينما تدور الأنبوب بـ 15 – 30 درجة حتى يبدأ الهواء بالتدفق عبر الأنبوب ويمكن سماع الهواء الذي يتدفق من ET.tube.

17. بسرعة وبرقة ادخل الأنبوب مع بداية النفس (الشهيق)

18. اخراج اللسان مع المريض المتعاون يكون مساعد جدا. أحيانا يتم ربط اللسان وسحبه الى الخارج بواسطة قطعة شاش (مدد الرقبة وابسطها اذا لم يكن هناك اذية بالحبل الشوكي او الشك بذلك) مع الضغط للخلف على الغضروف الحلقي يكون مفيد ويضع الحنجرة بالمكان المناسب.

19. اذا أتممت التنبيب ثبت مقدمة الأنبوب بالمكان المناسب.

20. انفخ البالون بـ 10 سم هواء وثبت الأنبوب بمكانه تماما.

21. قم بالتهوية للمريض بالأوكسجين اذا توفر او بآلة التنفس المتوفرة.

22. اذا فشل التنبيب اسحب الأنبوب وحاول إدخاله ثانية بعد تهوية المريض وأكسجته.

من المضاعفات المحتملة: الرعاف, تنبيه المبهم, أذية الحاجز الأنفي, تهتك الأنسجة ما قبل البلعوم, أذية الحبال الصوتية, اقتلاع الغضروف الطرجهالي, التنبيب المرئي, التنبيب داخل القحف إذا كان لدى المريض كسر بقاعدة الجمجمة.

Advanced Airway Procedures

التقنيات المتقدمة لفتح المجرى الهوائي

Endotracheal Intubation التنبيب داخل الرغامى:

إن التنبيب داخل الرغامى ET-tube هو الإجراء المفضل للسيطرة الكاملة على الممر الهوائي عند المرضى الذين لا يستطيعون الحفاظ على ممرات هوائية آمنة ونظيفة ومفتوحة. يستطب إجراء التنبيب الرغامي عندما يكون المنقذ غير قادرا على التهوية عند مريض فاقد للوعي وذلك بالطرق التقليدية (طريقة الفم الى الفم أو B.V.M)، المريض لا يستطيع أن يحمي ممراته الهوائية (غيبوبة – توقف قلب أو توقف تنفس)، المريض يحتاج الى التهوية الاصطناعية لفترة زمنية طويلة.

إن المحاسن المتوقعة للتنبيب الرغامي هي أن الممرات الهوائية تكون معزولة تماما والذي يحميها من خطر الاستنشاق للممرات الهوائية السفلية، التهوية و الاكسجة تكون سهلة جدا، سحب المفرزات الرغامية والمفرزات القصبية تكون سهلة، يمنع ضياع التهوية وانتفاخ الرئة اثناء التهوية بالضغط الإيجابي، هو طريق لتطبيق بعض الادوية والعلاجات (مثل: النالكسون – اتروبين – فاسوبريسين – ايبينفرين – الليدوكائين).

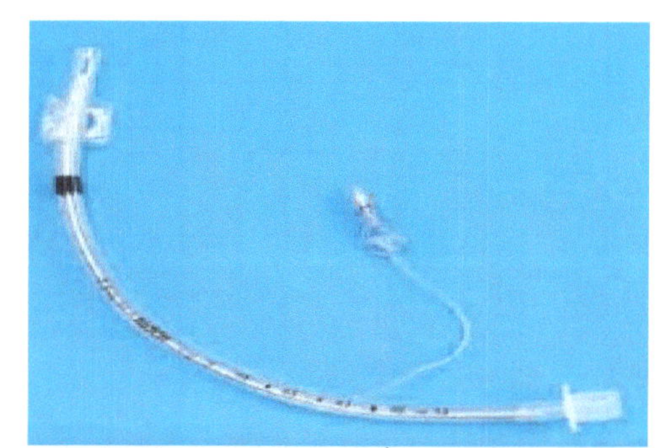

تقاس الأنابيب الرغامية بالميليمتر من حيث قطر الدائرة حيث تتوافر الأنابيب بقطر دائرة من 2.5 مم حتى 10 مم، بالنسبة لطول الأنابيب من حيث الإدخال بالرغامى يحدد بالسنيمتر. يوصى باستعمال أنابيب بقياس 7 الى 8 مم للمرضى البالغين الرجال، و7مم للمرضى البالغين النساء.

بالنسبة للرضع والأطفال يتوافر أنابيب رغامية بدون بالون في ذروته الداخلية، حيث أن الأطفال دون سن الثامنة الى العاشرة من العمر لديهم تضيق دائري على مستوى الغضروف الدرقي، هذا التضيق يفيد كوظيفة البالون بعزل الممرات السفلية ويحدد من تسرب الهواء عند الحلقة الغضروفية، بشكل عام إن الأنابيب الرغامية غير المزودة بالبالون تستعمل لهذه الفئة العمرية. هناك طرق عدة يمكن أن تستخدم لتحديد المقاس المناسب من الأنابيب الرغامية عند الأطفال والرضع. إن حجم الأنبوب الرغامي بدون بالون للأطفال أكبر من عمر سنة يمكن أن تستنبط من استعمال احد هذه المعادلات

$$\text{Tracheal tube size (mm)} = \frac{\text{Age (yr)}}{4} + 4$$

Tracheal Tube and Suction Catheter Sizes*

Approximate Age/Size (Weight)	Internal Diameter of Tracheal Tube (mm)	Suction Catheter Size (F)
Premature infant (<1 kg)	2.5	5
Premature infant (1-2 kg)	3.0	5 or 6
Premature infant (2-3 kg)	3-3.5	6 or 8
Infant (6-9 kg)	3.0 cuffed 3.5 uncuffed	8
Toddler (10-11 kg)	3.5 cuffed 4.0 uncuffed	10
Small child (12-14 kg)	4.0 cuffed 4.5 uncuffed	10
Child (15-18 kg)	4.5 cuffed 5.0 uncuffed	10
Child (19-23 kg)	5.0 cuffed 5.5 uncuffed	10
Large child (24-29 kg)	6 cuffed	10
Adolescent/Small adult (30-36 kg)	6.5 cuffed	12
Adult female	7 cuffed	12 or 14
Adult male	7 or 8 cuffed	14

طريقة اختيار مقاس الأنبوب الرغامي:

عند الأطفال: حسب العمر بالنسبة للأنبوب ذو البالون (Cuffed Tube):

$$Tracheal\ tube\ size\ (mm) = \frac{Age(yr)}{4} + 3,5$$

مثال: حجم الأنبوب بالنسبة لطفل عمره ثلاث سنوات :

$$Tracheal\ tube\ size\ (mm) = \frac{3}{4} + 3,5 = 4.25$$

التجهيزات المطلوبة: المنظار الحنجري Laryngoscope هو ضروري لرؤية المزمار والحبال الصوتية اثناء إجراء التنبيب الرغامي. ويجب توافر مآخذ مختلفة له بمقاسات متعددة, بطاريات للمنظار الحنجري مشحونة, سرنغ CC 10, أنابيب رغامية بمقاسات مناسبة, قفازات طبية للمسعف, شاش, حوض كلوي, جهاز سحب المفرزات مع أنابيبه, رباط شاش لتثبيت الأنبوب, ممر هوائي فموي بلعومي.

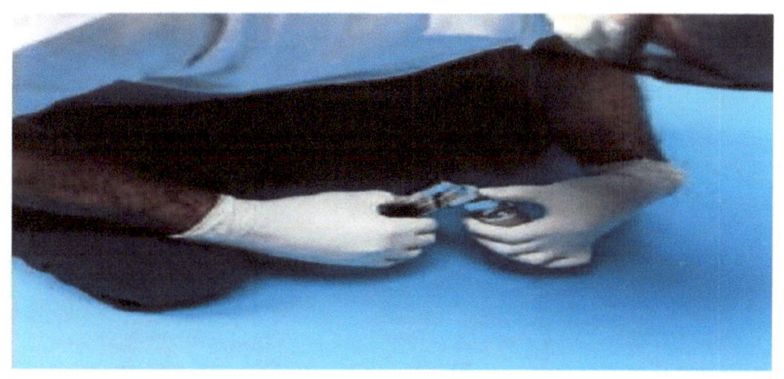

هناك نوعان من النصلة متوفرة بمقاسات مختلفة مستعملة للمنظار:

E. النصلة المباشرة المستقيمة : Straight Blade:

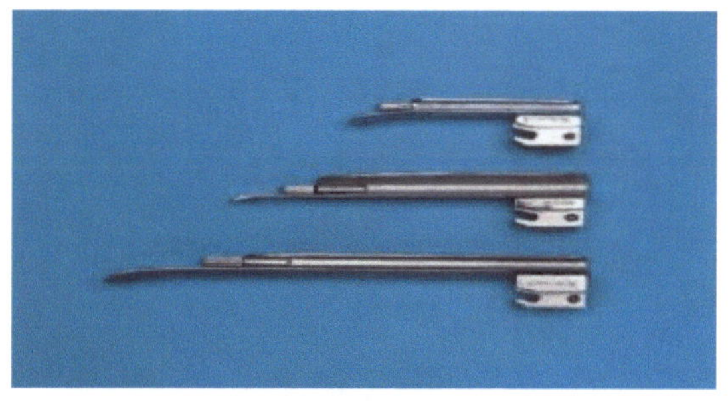

تطبق هذه النصلة بشكل مباشر لتزيح لسان المزمار لرؤية الحبال الصوتية. تستخدم هذه النصلة لتقديم اكبر قدر ممكن من الكشف عن المزمار وتحتاج الى نمط خاص. ويوصى باستخدامها لتنبيب حديثي الولادة لأنها تقدم اكبر قدر ممكن من الإزاحة للسان باتجاه ارض الفم وبالتالي مشاهدة أفضل لمكونات المزمار والبلعوم.

F. النوع الثاني هي النصلة المنحنية Curved Blade : مثل: Macintosh Blade:

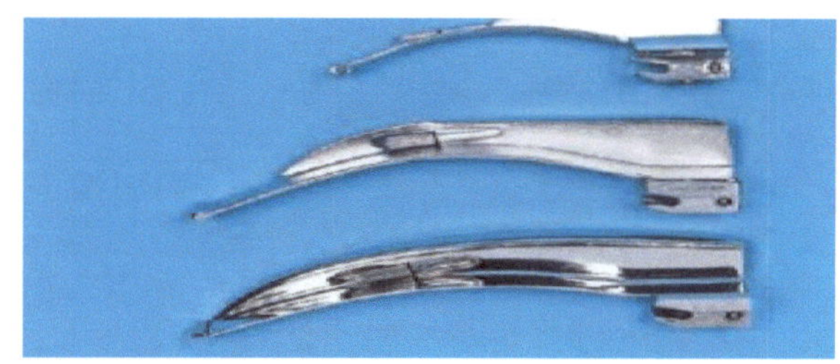

النصلة المنحنية صممت لتدخل الى الأخدود (Vallecula) مكان مستوى النصلة يزيح اللسان الى اليسار ويدفعه قليلا حيث يرفع لسان المزمار دون ان يلامسه. إن بعض مقدمي الخدمات الطبية الطارئة يميلون الى استخدام فورسيبس ماجل (بنس ماجيل) المنحني ليساعدهم بوضع الأنبوب الهوائي في المكان المخصص بشكل مباشر خلال و اثناء التنبيب أيضا في إزالة بعض المعدات الصناعية.

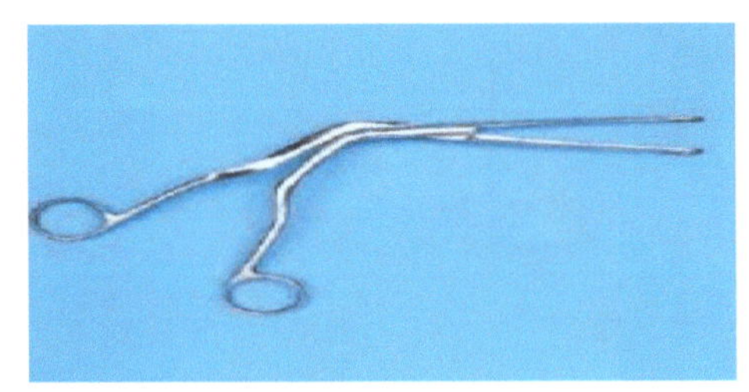

التحضير للاجراء: يجب ان يكون المريض قد تم تهويته بإحدى طرق التهوية قبل البدء بالتنبيب (فم الى قناع – فم الى فم - BVM) ويجب أن يقيم كفاية التنفس وذلك بملاحظة حركة الصدر اثناء التهوية وكذلك السماع بالسماعة الطبية لأصوات التنفس وملاحظة لون جلد المريض. قبل التنبيب يجب تهوية المريض بـ 100%O2 عند المرضى الذين يكون النبض لديهم غائبا (Pulseless) يجب ألا يتم مقاطعة عملية الانعاش لأكثر من 10 ثوان ولتحقق ذلك قم بتجهيز كامل الأدوات اللازمة للتنبيب مسبقا وبشكل دقيق. عملية إيقاف الإنعاش تكون فقط من اجل تركيب الأنبوب الرغامي في مكانه الصحيح. يجب أن يستأنف الضغط على الصدر وعملية الإنعاش مباشرة بعد أن يدخل الطرف القاصي (البعيد) للأنبوب داخل الحبال الصوتية.

في حال الحاجة الى إعادة التنبيب يجب أن يعطى المريض تهوية كافية واكسجة كافية قبل المحاولة الثانية وأيضا الضغطات الصدرية قبل كل محاولة تنبيب رئوي يجب أن تكون مدعومة بتهوية واكسجة لـ 15 – 30 ثانية بمعنى أخر قبل كل محاولة التنبيب لمرة أخرى, جهاز قياس الاكسجة النبضي وجهاز تخطيط القلب الكهربائي يجب أن يكون مراقب تماما وباستمرار اثناء عملية التنبيب.

نزع الأجسام الأجنبية مباشرة باستخدام المنظار الحنجري وبنس ماجيل لاستخراج ونزع الأجسام الأجنبية حيث يجب المحاولة بذلك فقط بعد فشل الإجراءات اليدوية لتنظيف الممرات الهوائية. الخطوات المتبعة لنزع الأجسام الأجنبية من الممرات الهوائية بشكل مباشر باستخدام منظار الحنجرة يكون كالتالي: تجميع الأدوات اللازمة لتنظير الحنجرة (جهاز الشفط يجب أن يكون جاهزا للعمل لشفط أي مفرزات أو اقياءات محتملة), يوضع المصاب بوضعية (Supine position) الاستلقاء الظهري مع تمديد الرأس للخلف, تهوية المصاب بأوكسجين إضافي إذا كان ذلك ممكنا, إدخال المنظار الحنجري حتى نشاهد الحنجرة مفتوحة والمكونات التي تحيط بها, إذا شاهدنا الجسم الأجنبي نمسكه بواسطة بنس ماجيل ونخرجه الى خارج الممرات الهوائية, إذا استعاد المريض التنفس العفوي خلال 5 ثواني نخرج نصلة المنظار الحنجري ونضع المريض تحت المراقبة, اذا لم يستعيد المريض تنفسه العفوي يجب ان ندخل الأنبوب الرغامي (Et tube) ونطبق 100% أوكسجين ونقيم الحالة القلبية الدورانية عند المريض, إذا كان الجسم الأجنبي قد أغلق الممرات الهوائية تماما (بشكل كامل) والممرات الهوائية العلوية غير سالكة إبرة

البضع الحلقي الدرقي يجب أن تدخل في الغشاء الحلقي الدرقي هذه الطريقة يتم القيام بها لتقديم الأكسجين للمريض حتى يتم وضع Et tube او يجرى له فتحة جراحية بالرغامى بيد الأطباء المختصين. **إدخال البنس الذي سنخرج به الأجسام الأجنبية لا يتم إلا بعد رؤية الجسم الأجنبي الذي يغلق الممر الهوائي حيث يجب الحذر من إيذاء الأنسجة الرخوة بأسنان البنس.**

التنبيب من الفم: Orotracheal Intubation

اثناء التحضير للتنبيب عبر الفم يجب أن يكون المريض لا يعاني من رض. حيث يوضع المريض بوضعية (Sniffing Positipn).

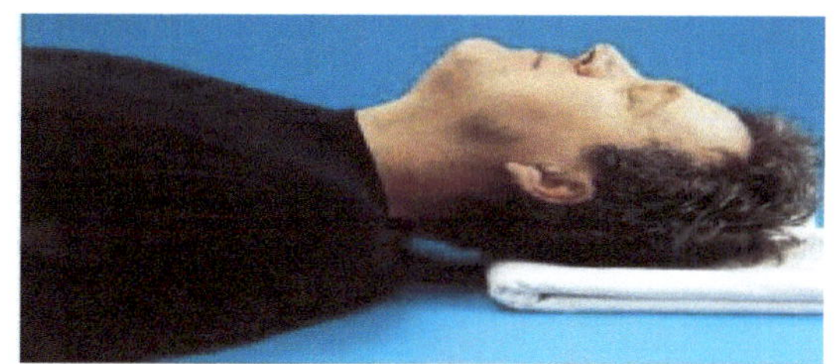

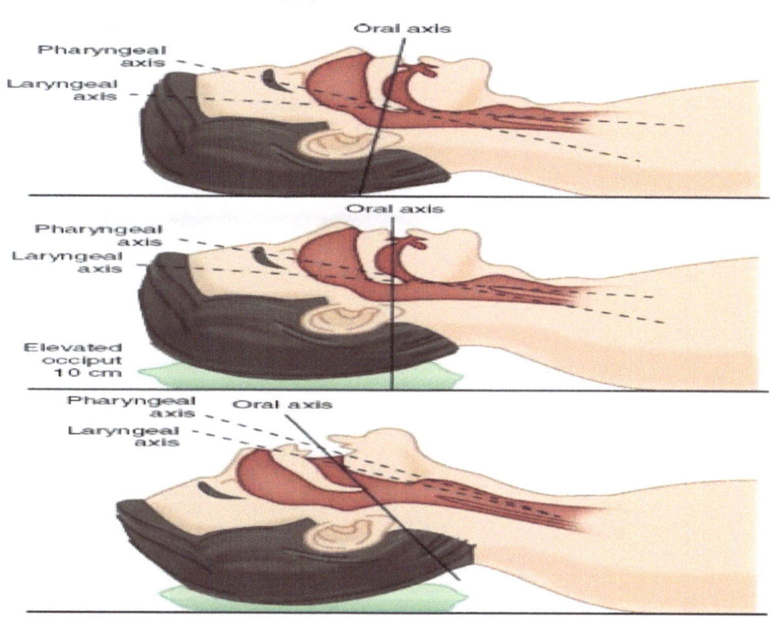

بهذه الوضعية الرقبة تكون مثنية على مستوى الفقرة الرقبية السادسة أو الخامسة والرأس مدعوم على الفقرتين الأولى والثانية هذه المحاذاة للمحاور الثلاث (الفم – البلعوم – الرأس) (المحاور البلعومية الفموية) تسمح المشاهدة المباشرة للحنجرة.

الأنبوب الرغامي الفموي:

عند تركيبه يجب أن يوضع عليه مزلق والسماعة الطبية والضوء ومعدات سحب المفرزات و القثاطر الكبيرة والصغيرة جميعها يجب أن تكون جاهزة ومتوفرة من اجل إجراء فتح مجرى هواء متقدم وقبل التنبيب يجب أن يتم تهوية المريض 100% O2 .

يكون التنبيب الرغامي كالتالي: وضعية الطبيب عند رأس المريض, افحص الجوف الفموي من المفرزات أو معدات أجنبية ويجب سحب المفرزات من الفم والبلعوم عند الحاجة,افتح فم المريض بأصابع يدك اليمنى ابعد الشفاه عن الأسنان أو اللثة لحمايتها من نصل المنظار الحنجري. تقنية فتح الفم بالأصابع المتعاكسة يجب أن تكون ناجحة لفتح فم المريض لإتمام هذه المهمة ضع الإبهام والسبابة على شكل حرف X, ادفع الفك السفلي باليد اليمنى واسحبه الى الأمام والأعلى. أزل أطقم الأسنان في حال وجودها, امسك المنظار الحنجري باليد اليسرى وادخل نصلته بالجانب الأيمن لفم المريض أزل وادفع اللسان الى اليسار حرك النصلة باتجاه الخط المتوسط وقاعدة اللسان واعرف اللهاة. اعمل ذلك بلطف وخفة وتجنب الضغط على الشفاه والأسنان, عندما تستعمل النصلة المنحنية تقدم بالنصلة الى الأخدود Vallecula (المكان يكون بين قاعدة اللسان والسطح البلعومي ولسان المزمار). عندما تستخدم النصلة الطويلة المستمرة ادخل مقدمة النصلة تحت لسان المزمار, المزمار المفتوح يكون معرضا للسحب الى الأعلى بالمقبض لا تستخدم ابدا التحفيز بالمقبض.

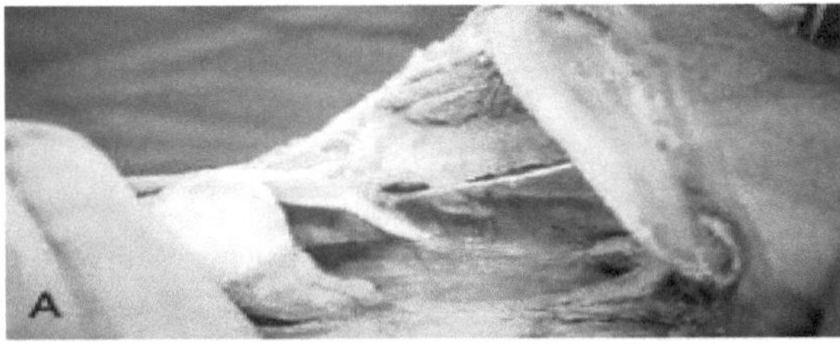

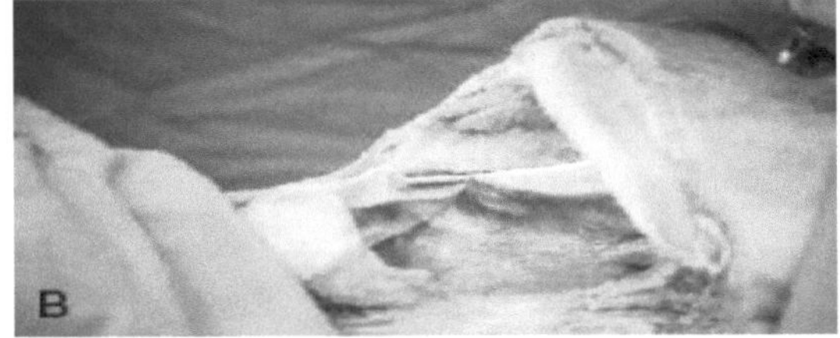

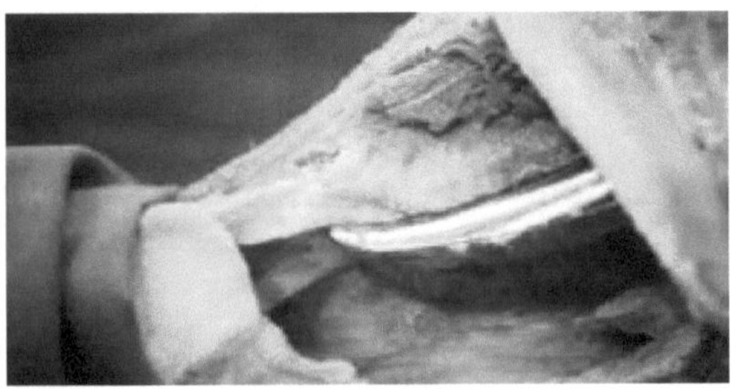

ادخل الأنبوب الرغامي الصناعي المناسب (Et tube) بالزاوية اليمنى من الفم وتحت المشاهدة المباشرة خلال الحبال الصوتية, إذا كنت تستخدم الدليل المعدني Stylet يجب إخراجه من الانبوب بعد أن يدخل الانبوب عبر الحبال الصوتية الى الرغامى. بعد مشاهدة الحبال الصوتية كن متاكدا بان النهاية البعيدة للانبوب الرغامي ذو البالون تحت الحبال الصوتية وتتجاوزها بمسافة cm 2,5 – 1.

فوهة لمعة الأنبوب يجب أن تتأكد من كونها قد تجاوزت الحبال الصوتية بـ 1 – 2.5 سم   بمنتصف الطريق بين الحبال الصوتية وبداية تفرع القصبات carina. هذا المكان يسمح ببعض الانزياح للمعة الأنبوب اثناء الانثناء أو اثناء تمديد عنق المصاب بدون نزع الأنبوب الرغامي أو تحريك لمعة الأنبوب الى المنتصف (عند البالغين المسافة بين الأسنان والتفرع القصبي حوالي 27 سم. يجب أن نكون واعيين لعمق الأنبوب اثناء التنفس. الأنبوب المركب بشكل صحيح يصل بين الرقم 19 – 23 سم عند مستوى الأسنان (إشارة مكتوبة على الأنبوب الرغامي) عند هذه الإشارة تكون نهاية الأنبوب القاصية على بعد 2 – 3سم عن تفرع القصبتين Carina .

متوسط عمق الأنبوب عند الرجال 22 سم (عند الأسنان رقم 22), متوسط عمق الأنبوب عند النساء 21سم (عند الأسنان الرقم 21), انفخ البالون بـ 10 سم هواء لمنع أي هواء من التسرب الى الأعلى من حول الأنبوب وأيضا للوقاية من الاستنشاق, صل الأنبوب الرغامي الى احد التجهيزات التي تقدم التهوية وقدم التهوية للمرض, اثناء التهوية تأكد من المكان الصحيح للأنبوب بالإصغاء للصدر بالسماعة الطبية حيث يجب أن تصغي في أعلى المنطقة الشرسوفية. الخط الناصف للابط والصدر من الأمام والوحشي في كلتا الجهتين اليمنى واليسرى من الصدر, اذا كان المعدة تحوي على أصوات هوائية (قرقرة) وكانت حركات الصدر غائبة فورا افرغ بالون الأنبوب وانزع الأنبوب من الرغامى ثم حاول التنبيب ثانية بعد أن تعطي المريض O2 100% لمدة لا تقل عن 15 – 30 ثا, عندما يكون قياس الأنبوب مناسب للمريض حاول ثانية بنفس المقاس مع الانتباه الى العلامة المناسبة عند الأسنان ثم نصغي ثانية للتأكد من صحة مكان الأنبوب. **إذا كان صوت التنفس غائبا بالجهة اليسرى فهذا يعني أن الأنبوب الرغامي الفموي قد دخل الى الرئة اليمنى.** يتم وصل الأنبوب الرغامي بالأمبو ونبدأ في التهوية أو نصل الأنبوب الرغامي بجهاز التنفس الاصطناعي بعد ضبط الجهاز بما يناسب وضع المريض.

في بعض الأحيان يكون التنبيب الرغامي الانفي اجراء يجب اختياره وخاصة عند المرضى الذين لديهم تنفس عفوي عندما يكون المنظار الحنجري صعب الاستعمال أو عندما تكون حركة الفقرات الرقبية محدودة من أمثلة هذه الظروف ما يلي:

الجرعات الزائدة من الادوية   Meadication overdose , الربو او التحسس   Asthma or anaphylaxis , الامراض الرئوية السادة المزمنة COPD, الجلطة Stroke, الاختلاجات (الصرع) Seizure, تبدلات الحالة العقلية Altered mental status

في مثل هذه الحالات والظروف الطبية يكون وضع المنظار الحنجري في فم المريض من الصعب تنفيذه وبالتالي لا يضمن نجاح التنبيب الفموي الرغامي لانها تحمل خطورة عالية في وضع واستقرار الأنبوب الرغامي بمكانه الصحيح خلال لذلك ننظر الى التنبيب عبر الأنف كإجراء بديل للتنبيب الرغامي حيث يعتبر تنبيب أعمى لا يعتمد على مشاهدة الحبال الصوتية.

عموما المريض الواعي يتحمل التنبيب الأنفي الرغامي بشكل أفضل من التنبيب الفموي. إن التنبيب الأنفي الرغامي غالبا ما يسبب رض على مخاطية الرغامى اقل من التنبيب عبر الفم لان الأنبوب الرغامي الصناعي سوف يدخل الرغامى ويتحرك جانب الرغامى اقل من التنبيب الفموي الذي يتطلب حركة الرقبة والرأس. إذا سمح الوقت يجب على تقني طب الطوارئ أن يستعمل دواء مقبض وعائي اثناء تحضير المريض (مقبض وعائي بخاخ) ومخدر موضعي مثل (بخاخ فينيل ايبينفرين) (الليدوكائين جل).

هذه الإجراءات تجعل المريض أكثر ارتياحا وغالبا تقلل النزف الأنفي (الرعاف) وهذه يمكن أن تحدث بشكل ثانوي نتيجة الإجراء وإذا سمح الوقت قيم المكان الذي سوف يوضع فيه الأنبوب القاسي قبل الإجراء و انظر الى الأنف الأوسع لان الأنبوب الصلب يمكن أن يضغط المخاطية ويزيد الرض عليها

لا يوصى بإجراء التنبيب الأنفي الرغامي للمريض الذي لديه انقطاع تنفس, المريض الذي لديه كسور متوسطة بالوجه, المريض الذي لديه كسور بالأنف, المريض الذي لديه كسور في قاعدة الجمجمة أو الشك بوجود كسور. يكون ادخال الأنبوب الأنفي الرغامي كالتالي:

23.اختيار الأنبوب المناسب ET- Tube ويكون قياسه اقل من الفموي بـ 1 سم (الأنبوب نفسه مصمم للتنبيب الأنفي أو الفموي الرغامي وبعض الأنابيب الرغامية تكون اكبر من ذلك للتحكم بقمة الأنبوب حيث يساعد على دخول الرغامى)

- حضر وافحص كل الأدوات الازمة (نفخ البالون – السرنغ – جهاز سحب المفرزات – السماعة الطبية)

24. قم بتهوية المريض بـ100% o2 قبل الاجراء

25. ادهن الأنبوب الأنفي الرغامي بمادة مخدرة او مزلقة مثل الليدوكائين جل

26. ادخل الأنبوب بفوهة الأنف وتقدم به على ارض الأنف إذا كانت فتحة الأنف واضحة ونظيفة و واسعة تقدم بشكل مباشر اذا كانت كلتا فتحتي الأنف واضحتين ادخل في المنخر الأكبر أولا إذا فشلت بالدخول في المنخر الأول اعد المحاولة بالفتحة الثانية قبل اختيار أنبوب رغامي اقل بـ 0,5 ملمتر بالقطر.

27. قف بجانب المريض ومعك الأنبوب بيد وباليد الأخرى جس الحنجرة بالإبهام والإصبع الوسطى. انحناء الأنبوب يجب أن يتماشى ويتشابه مع الانحناء التشريحي الطبيعي للممرات الهوائية. بهدوء تقدم وادخل الأنبوب بينما تدور الأنبوب بـ 15 – 30 درجة حتى يبدأ الهواء بالتدفق عبر الأنبوب ويمكن سماع الهواء الذي يتدفق من ET.tube.

28. بسرعة وبرقة ادخل الأنبوب مع بداية النفس (الشهيق)

29. اخراج اللسان مع المريض المتعاون يكون مساعد جدا. أحيانا يتم ربط اللسان وسحبه الى الخارج بواسطة قطعة شاش (مدد الرقبة وابسطها اذا لم يكن هناك اذية بالحبل الشوكي او الشك بذلك) مع الضغط للخلف على الغضروف الحلقي يكون مفيد ويضع الحنجرة بالمكان المناسب.

30. اذا أتممت التنبيب ثبت مقدمة الأنبوب بالمكان المناسب.

31. انفخ البالون ب 10 سم هواء وثبت الأنبوب بمكانه تماما.

32. قم بالتهوية للمريض بالأوكسجين اذا توفر او بآلة التنفس المتوفرة.

33. اذا فشل التنبيب اسحب الأنبوب وحاول إدخاله ثانية بعد تهوية المريض وأكسجته.

من المضاعفات المحتملة: الرعاف, تنبيه المبهم, أذية الحاجز الأنفي, تهتك الأنسجة ما قبل البلعوم, أذية الحبال الصوتية, اقتلاع الغضروف الطرجهالي, التنبيب المرئي, التنبيب داخل القحف إذا كان لدى المريض كسر بقاعدة الجمجمة.

Advanced Airway Procedures

التقنيات المتقدمة لفتح المجرى الهوائي

Endotracheal Intubation التنبيب داخل الرغامى:

إن التنبيب داخل الرغامى ET-tube هو الإجراء المفضل للسيطرة الكاملة على الممر الهوائي عند المرضى الذين لا يستطيعون الحفاظ على ممرات هوائية آمنة ونظيفة ومفتوحة. يستطب إجراء التنبيب الرغامي عندما يكون المنقذ غير قادرا على التهوية عند مريض فاقد للوعي وذلك بالطرق التقليدية (طريقة الفم الى الفم أو B.V.M), المريض لا يستطيع أن يحمي ممراته الهوائية (غيبوبة – توقف قلب أو توقف تنفس), المريض يحتاج الى التهوية الاصطناعية لفترة زمنية طويلة.

إن المحاسن المتوقعة للتنبيب الرغامي هي أن الممرات الهوائية تكون معزولة تماما والذي يحميها من خطر الاستنشاق للممرات الهوائية السفلية, التهوية و الاكسجة تكون سهلة جدا, سحب المفرزات الرغامية والمفرزات القصبية تكون سهلة, يمنع ضياع التهوية وانتفاخ الرئة اثناء التهوية بالضغط الإيجابي, هو طريق لتطبيق بعض الادوية والعلاجات (مثل: النالكسون – اتروبين – فاسوبريسين – ايبينفرين – الليدوكائين).

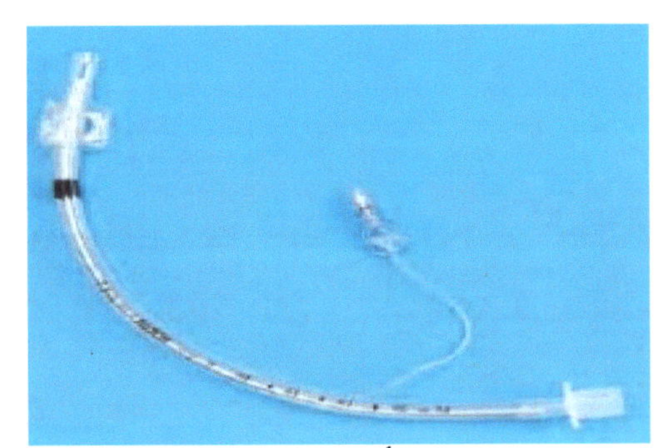

تقاس الأنابيب الرغامية بالميليمتر من حيث قطر الدائرة حيث تتوافر الأنابيب بقطر دائرة من 2.5 مم حتى 10 مم, بالنسبة لطول الأنابيب من حيث الإدخال بالرغامى يحدد بالسنيمتر. يوصى باستعمال أنابيب بقياس 7 الى 8 مم للمرضى البالغين الرجال, و7مم للمرضى البالغين النساء.

بالنسبة للرضع والأطفال يتوافر أنابيب رغامية بدون بالون في ذروته الداخلية, حيث أن الأطفال دون سن الثامنة الى العاشرة من العمر لديهم تضيق دائري على مستوى الغضروف الدرقي, هذا التضيق يفيد كوظيفة البالون بعزل الممرات السفلية ويحدد من تسرب الهواء عند الحلقة الغضروفية, بشكل عام إن الأنابيب الرغامية غير المزودة بالبالون تستعمل لهذه الفئة العمرية. هناك طرق عدة يمكن أن تستخدم لتحديد المقاس المناسب من الأنابيب الرغامية عند الأطفال والرضع. إن حجم الأنبوب الرغامي بدون بالون للأطفال أكبر من عمر سنة يمكن أن تستنبط من استعمال احد هذه المعادلات

$$\text{Tracheal tube size (mm)} = \frac{\text{Age (yr)}}{4} + 4$$

Tracheal Tube and Suction Catheter Sizes*

Approximate Age/Size (Weight)	Internal Diameter of Tracheal Tube (mm)	Suction Catheter Size (F)
Premature infant (<1 kg)	2.5	5
Premature infant (1-2 kg)	3.0	5 or 6
Premature infant (2-3 kg)	3-3.5	6 or 8
Infant (6-9 kg)	3.0 cuffed 3.5 uncuffed	8
Toddler (10-11 kg)	3.5 cuffed 4.0 uncuffed	10
Small child (12-14 kg)	4.0 cuffed 4.5 uncuffed	10
Child (15-18 kg)	4.5 cuffed 5.0 uncuffed	10
Child (19-23 kg)	5.0 cuffed 5.5 uncuffed	10
Large child (24-29 kg)	6 cuffed	10
Adolescent/Small adult (30-36 kg)	6.5 cuffed	12
Adult female	7 cuffed	12 or 14
Adult male	7 or 8 cuffed	14

طريقة اختيار مقاس الأنبوب الرغامي:

عند الأطفال: حسب العمر بالنسبة للأنبوب ذو البالون (Cuffed Tube):

$$Tracheal\ tube\ size\ (mm) = \frac{Age(yr)}{4} + 3,5$$

مثال: حجم الأنبوب بالنسبة لطفل عمره ثلاث سنوات :

$$Tracheal\ tube\ size\ (mm) = \frac{3}{4} + 3,5 = 4.25$$

التجهيزات المطلوبة: المنظار الحنجري Laryngoscope هو ضروري لرؤية المزمار والحبال الصوتية اثناء إجراء التنبيب الرغامي. ويجب توافر مآخذ مختلفة له بمقاسات متعددة, بطاريات للمنظار الحنجري مشحونة, سرنغ CC 10, أنابيب رغامية بمقاسات مناسبة, قفازات طبية للمسعف, شاش, حوض كلوي, جهاز سحب المفرزات مع أنابيبه, رباط شاش لتثبيت الأنبوب, ممر هوائي فموي بلعومي.

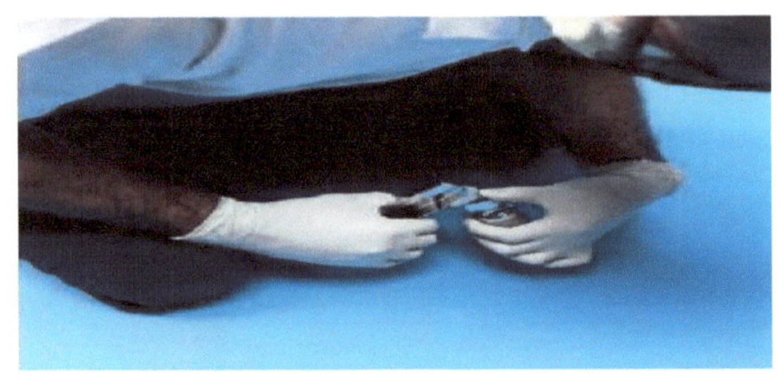

هناك نوعان من النصلة متوفرة بمقاسات مختلفة مستعملة للمنظار:

G. النصلة المباشرة المستقيمة : Straight Blade:

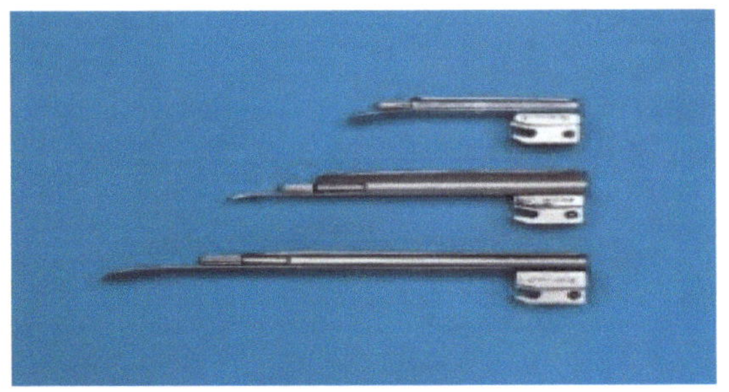

تطبق هذه النصلة بشكل مباشر لتزيح لسان المزمار لرؤية الحبال الصوتية. تستخدم هذه النصلة لتقديم اكبر قدر ممكن من الكشف عن المزمار وتحتاج الى نمط خاص. ويوصى باستخدامها لتنبيب حديثي الولادة لأنها تقدم اكبر قدر ممكن من الإزاحة للسان باتجاه ارض الفم وبالتالي مشاهدة أفضل لمكونات المزمار والبلعوم.

H. النوع الثاني هي النصلة المنحنية Curved Blade : مثل: Macintosh Blade

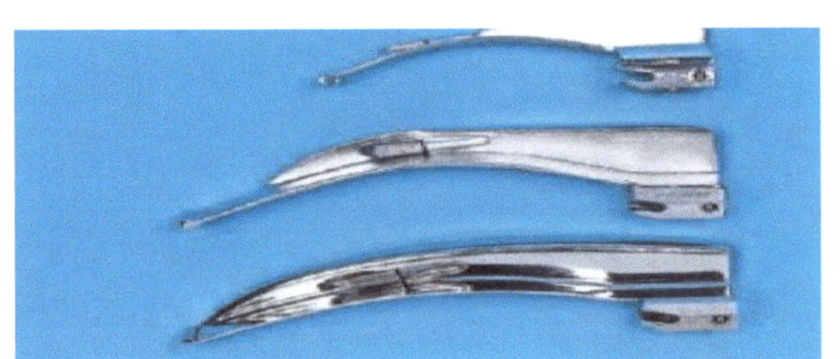

النصلة المنحنية صممت لتدخل الى الأخدود (Vallecula) مكان مستوى النصلة يزيح اللسان الى اليسار ويدفعه قليلا حيث يرفع لسان المزمار دون ان يلامسه. إن بعض مقدمي الخدمات الطبية الطارئة يميلون الى استخدام فورسيبس ماجل (بنس ماجيل) المنحني ليساعدهم بوضع الأنبوب الهوائي في المكان المخصص بشكل مباشر خلال و اثناء التنبيب أيضا في إزالة بعض المعدات الصناعية.

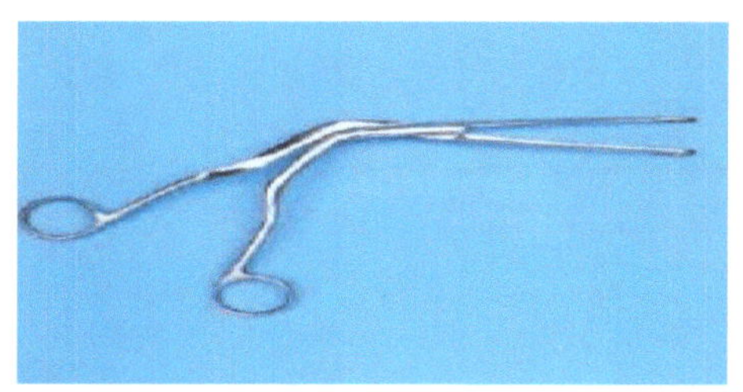

التحضير للاجراء: يجب ان يكون المريض قد تم تهويته بإحدى طرق التهوية قبل البدء بالتنبيب (فم الى قناع – فم الى فم - BVM) ويجب أن يقيم كفاية التنفس وذلك بملاحظة حركة الصدر اثناء التهوية وكذلك السماع بالسماعة الطبية لأصوات التنفس وملاحظة لون جلد المريض. قبل التنبيب يجب تهوية المريض بـ 100%O2 عند المرضى الذين يكون النبض لديهم غائبا (Pulseless) يجب ألا يتم مقاطعة عملية الانعاش لأكثر من 10 ثوان ولتحقق ذلك قم بتجهيز كامل الأدوات اللازمة للتنبيب مسبقا وبشكل دقيق. عملية إيقاف الإنعاش تكون فقط من اجل تركيب الأنبوب الرغامي في مكانه الصحيح. يجب أن يستأنف الضغط على الصدر وعملية الإنعاش مباشرة بعد أن يدخل الطرف القاصي (البعيد) للأنبوب داخل الحبال الصوتية.

في حال الحاجة الى إعادة التنبيب يجب أن يعطى المريض تهوية كافية واكسجة كافية قبل المحاولة الثانية وأيضا الضغطات الصدرية قبل كل محاولة تنبيب رئوي يجب أن تكون مدعومة بتهوية واكسجة لـ 15 – 30 ثانية بمعنى أخر قبل كل محاولة التنبيب لمرة أخرى, جهاز قياس الاكسجة النبضي وجهاز تخطيط القلب الكهربائي يجب أن يكون مراقب تماما وباستمرار اثناء عملية التنبيب.

نزع الأجسام الأجنبية مباشرة باستخدام المنظار الحنجري وبنس ماجيل لاستخراج ونزع الأجسام الأجنبية حيث يجب المحاولة بذلك فقط بعد فشل الإجراءات اليدوية لتنظيف الممرات الهوائية. الخطوات المتبعة لنزع الأجسام الأجنبية من الممرات الهوائية بشكل مباشر باستخدام منظار الحنجرة يكون كالتالي: تجميع الأدوات اللازمة لتنظير الحنجرة (جهاز الشفط يجب أن يكون جاهزا للعمل لشفط أي مفرزات أو اقياءات محتملة), يوضع المصاب بوضعية (Supine position) الاستلقاء الظهري مع تمديد الرأس للخلف, تهوية المصاب بأوكسجين إضافي إذا كان ذلك ممكنا, إدخال المنظار الحنجري حتى نشاهد الحنجرة مفتوحة والمكونات التي تحيط بها, إذا شاهدنا الجسم الأجنبي نمسكه بواسطة بنس ماجيل ونخرجه الى خارج الممرات الهوائية, إذا استعاد المريض التنفس العفوي خلال 5 ثواني نخرج نصلة المنظار الحنجري ونضع المريض تحت المراقبة, اذا لم يستعيد المريض تنفسه العفوي يجب ان ندخل الأنبوب الرغامي (Et tube) ونطبق 100% أوكسجين ونقيم الحالة القلبية الدوارنية عند المريض, إذا كان الجسم الأجنبي قد أغلق الممرات الهوائية تماما (بشكل كامل) والممرات الهوائية العلوية غير سالكة إبرة

البضع الحلقي الدرقي يجب أن تدخل في الغشاء الحلقي الدرقي هذه الطريقة يتم القيام بها لتقديم الأكسجين للمريض حتى يتم وضع Et tube او يجرى له فتحة جراحية بالرغامى بيد الأطباء المختصين. **إدخال البنس الذي سنخرج به الأجسام الأجنبية لا يتم إلا بعد رؤية الجسم الأجنبي الذي يغلق الممر الهوائي حيث يجب الحذر من إيذاء الأنسجة الرخوة بأسنان البنس.**

التنبيب من الفم: Orotracheal Intubation

اثناء التحضير للتنبيب عبر الفم يجب أن يكون المريض لا يعاني من رض. حيث يوضع المريض بوضعية (Sniffing Positipn).

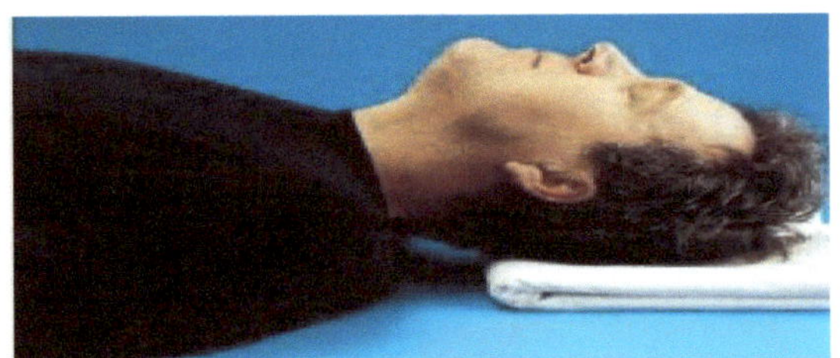

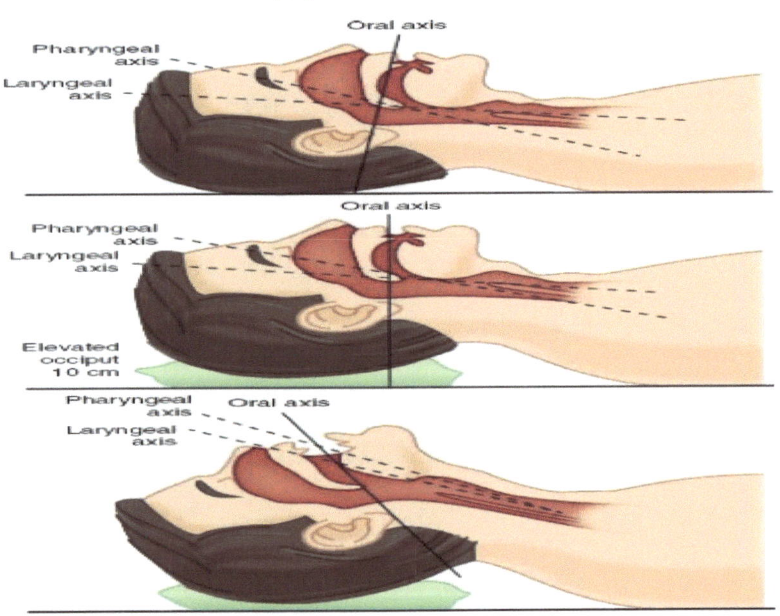

بهذه الوضعية الرقبة تكون مثنية على مستوى الفقرة الرقبية السادسة أو الخامسة والرأس مدعوم على الفقرتين الأولى والثانية هذه المحاذاة للمحاور الثلاث (الفم – البلعوم – الرأس) (المحاور البلعومية الفموية) تسمح المشاهدة المباشرة للحنجرة.

الأنبوب الرغامي الفموي:

عند تركيبه يجب أن يوضع عليه مزلق والسماعة الطبية والضوء ومعدات سحب المفرزات و القثاطر الكبيرة والصغيرة جميعها يجب أن تكون جاهزة ومتوفرة من اجل إجراء فتح مجرى هواء متقدم وقبل التنبيب يجب أن يتم تهوية المريض 100% O2 .

يكون التنبيب الرغامي كالتالي: وضعية الطبيب عند رأس المريض, افحص الجوف الفموي من المفرزات أو معدات أجنبية ويجب سحب المفرزات من الفم والبلعوم عند الحاجة,افتح فم المريض بأصابع يدك اليمنى ابعد الشفاه عن الأسنان أو اللثة لحمايتها من نصل المنظار الحنجري. تقنية فتح الفم بالأصابع المتعاكسة يجب أن تكون ناجحة لفتح فم المريض لإتمام هذه المهمة ضع الإبهام والسبابة على شكل حرف X, ادفع الفك السفلي باليد اليمنى واسحبه الى الأمام والأعلى. أزل أطقم الأسنان في حال وجودها, امسك المنظار الحنجري باليد اليسرى وادخل نصلته بالجانب الأيمن لفم المريض أزل وادفع اللسان الى اليسار حرك النصلة باتجاه الخط المتوسط وقاعدة اللسان واعرف اللهاة. اعمل ذلك بلطف وخفة وتجنب الضغط على الشفاه والأسنان, عندما تستعمل النصلة المنحنية تقدم بالنصلة الى الأخدود Vallecula (المكان يكون بين قاعدة اللسان والسطح البلعومي ولسان المزمار). عندما تستخدم النصلة الطويلة المستمرة ادخل مقدمة النصلة تحت لسان المزمار, المزمار المفتوح يكون معرضا للسحب الى الأعلى بالمقبض لا تستخدم ابدا التحفيز بالمقبض.

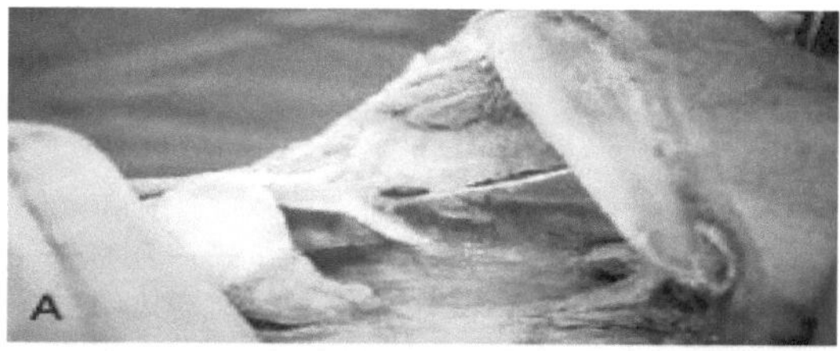

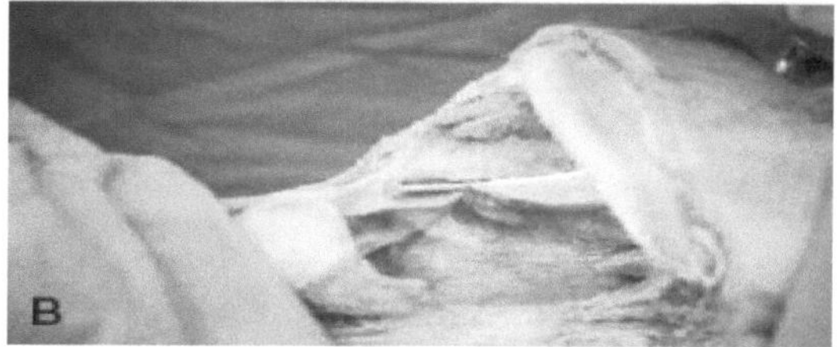

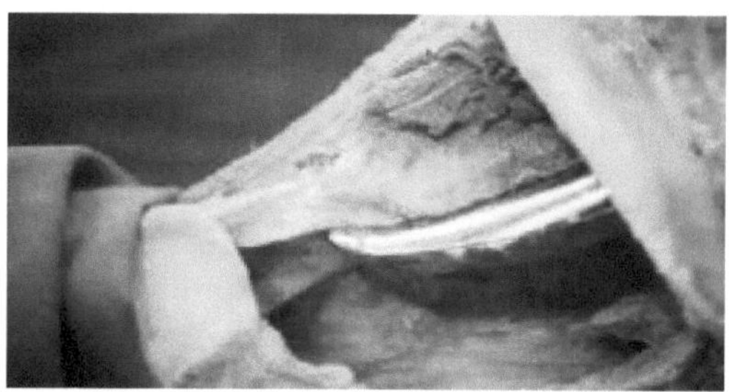

ادخل الأنبوب الرغامي الصناعي المناسب (Et tube) بالزاوية اليمنى من الفم وتحت المشاهدة المباشرة خلال الحبال الصوتية, إذا كنت تستخدم الدليل المعدني Stylet يجب إخراجه من الانبوب بعد أن يدخل الانبوب عبر الحبال الصوتية الى الرغامى. بعد مشاهدة الحبال الصوتية كن متاكدا بان النهاية البعيدة للانبوب الرغامي ذو البالون تحت الحبال الصوتية وتتجاوزها بمسافة 2,5 cm – 1.

فوهة لمعة الأنبوب يجب أن تتأكد من كونها قد تجاوزت الحبال الصوتية بـ 1 – 2.5 سم بمنتصف الطريق بين الحبال الصوتية وبداية تفرع القصبات carina. هذا المكان يسمح ببعض الانزياح للمعة الأنبوب اثناء الانثناء أو اثناء تمديد عنق المصاب بدون نزع الأنبوب الرغامي أو تحريك لمعة الأنبوب الى المنتصف (عند البالغين المسافة بين الأسنان والتفرع القصبي حوالي 27 سم. يجب أن نكون واعيين لعمق الأنبوب اثناء التنفس. الأنبوب المركب بشكل صحيح يصل بين الرقم 19 – 23 سم عند مستوى الأسنان (إشارة مكتوبة على الأنبوب الرغامي) عند هذه الإشارة تكون نهاية الأنبوب القاصية على بعد 2 – 3سم عن تفرع القصبتين Carina .

متوسط عمق الأنبوب عند الرجال 22 سم (عند الأسنان رقم 22), متوسط عمق الأنبوب عند النساء 21سم (عند الأسنان الرقم 21), انفخ البالون بـ 10 سم هواء لمنع أي هواء من التسرب الى الأعلى من حول الأنبوب وأيضا للوقاية من الاستنشاق, صل الأنبوب الرغامي الى احد التجهيزات التي تقدم التهوية وقدم التهوية للمرض, اثناء التهوية تأكد من المكان الصحيح للأنبوب بالإصغاء للصدر بالسماعة الطبية حيث يجب أن تصغي في أعلى المنطقة الشرسوفية. الخط الناصف للابط والصدر من الأمام والوحشي في كلتا الجهتين اليمنى واليسرى من الصدر, اذا كان المعدة تحوي على أصوات هوائية (قرقرة) وكانت حركات الصدر غائبة فورا افرغ بالون الأنبوب وانزع الأنبوب من الرغامى ثم حاول التنبيب ثانية بعد أن تعطي المريض 100% O2 لمدة لا تقل عن 15 – 30 ثا, عندما يكون قياس الأنبوب مناسب للمريض حاول ثانية بنفس المقاس مع الانتباه الى العلامة المناسبة عند الأسنان ثم نصغي ثانية للتأكد من صحة مكان الأنبوب. **إذا كان صوت التنفس غائبا بالجهة اليسرى فهذا يعني أن الأنبوب الرغامي الفموي قد دخل الى الرئة اليمنى.** يتم وصل الأنبوب الرغامي بالأمبو ونبدأ في التهوية أو نصل الأنبوب الرغامي بجهاز التنفس الاصطناعي بعد ضبط الجهاز بما يناسب وضع المريض.

في بعض الأحيان يكون التنبيب الرغامي الانفي اجراء يجب اختياره وخاصة عند المرضى الذين لديهم تنفس عفوي عندما يكون المنظار الحنجري صعب الاستعمال أو عندما تكون حركة الفقرات الرقبية محدودة من أمثلة هذه الظروف ما يلي:

الجرعات الزائدة من الادوية Meadication overdose , الربو او التحسس Asthma or anaphylaxis , الامراض الرئوية السادة المزمنة COPD, الجلطة Stroke, الاختلاجات (الصرع) Seizure, تبدلات الحالة العقلية Altered mental status

في مثل هذه الحالات والظروف الطبية يكون وضع المنظار الحنجري في فم المريض من الصعب تنفيذه وبالتالي لا يضمن نجاح التنبيب الفموي الرغامي لانها تحمل خطورة عالية في وضع واستقرار الأنبوب الرغامي بمكانه الصحيح خلال لذلك ننظر الى التنبيب عبر الأنف كإجراء بديل للتنبيب الرغامي حيث يعتبر تنبيب أعمى لا يعتمد على مشاهدة الحبال الصوتية.

عموما المريض الواعي يتحمل التنبيب الأنفي الرغامي بشكل أفضل من التنبيب الفموي. إن التنبيب الأنفي الرغامي غالبا ما يسبب رض على مخاطية الرغامى اقل من التنبيب عبر الفم لان الأنبوب الرغامي الصناعي سوف يدخل الرغامى ويتحرك جانب الرغامى اقل من التنبيب الفموي الذي يتطلب حركة الرقبة والرأس. إذا سمح الوقت يجب على تقني طب الطوارئ أن يستعمل دواء مقبض وعائي اثناء تحضير المريض (مقبض وعائي بخاخ) ومخدر موضعي مثل (بخاخ فينيل ايبينفرين) (الليدوكائين جل).

هذه الإجراءات تجعل المريض أكثر ارتياحا وغالبا تقلل النزف الأنفي (الرعاف) وهذه يمكن أن تحدث بشكل ثانوي نتيجة الإجراء وإذا سمح الوقت قيم المكان الذي سوف يوضع فيه الأنبوب القاسي قبل الإجراء و انظر الى الأنف الأوسع لان الأنبوب الصلب يمكن أن يضغط المخاطية ويزيد الرض عليها

لا يوصى بإجراء التنبيب الأنفي الرغامي للمريض الذي لديه انقطاع تنفس, المريض الذي لديه كسور متوسطة بالوجه, المريض الذي لديه كسور بالأنف, المريض الذي لديه كسور في قاعدة الجمجمة أو الشك بوجود كسور. يكون ادخال الأنبوب الأنفي الرغامي كالتالي:

34.اختيار الأنبوب المناسب ET- Tube ويكون قياسه اقل من الفموي بـ 1 سم (الأنبوب نفسه مصمم للتنبيب الأنفي أو الفموي الرغامي وبعض الأنابيب الرغامية تكون اكبر من ذلك للتحكم بقمة الأنبوب حيث يساعد على دخول الرغامى)

- حضر وافحص كل الأدوات الازمة (نفخ البالون – السرنغ – جهاز سحب المفرزات – السماعة الطبية)

35. قم بتهوية المريض بـ100% o2 قبل الاجراء

36. ادهن الأنبوب الأنفي الرغامي بمادة مخدرة او مزلقة مثل الليدوكائين جل

37. ادخل الأنبوب بفوهة الأنف وتقدم به على ارض الأنف إذا كانت فتحة الأنف واضحة ونظيفة و واسعة تقدم بشكل مباشر اذا كانت كلتا فتحتي الأنف واضحتين ادخل في المنخر الأكبر أولا إذا فشلت بالدخول في المنخر الأول اعد المحاولة بالفتحة الثانية قبل اختيار أنبوب رغامي اقل بـ 0,5 ملمتر بالقطر.

38. قف بجانب المريض ومعك الأنبوب بيد وباليد الأخرى جس الحنجرة بالإبهام والإصبع الوسطى. انحناء الأنبوب يجب أن يتماشى ويتشابه مع الانحناء التشريحي الطبيعي للممرات الهوائية.
بهدوء تقدم وادخل الأنبوب بينما تدور الأنبوب بـ 15 – 30 درجة حتى يبدأ الهواء بالتدفق عبر الأنبوب ويمكن سماع الهواء الذي يتدفق من ET.tube.

39. بسرعة وبرقة ادخل الأنبوب مع بداية النفس (الشهيق)

40. اخراج اللسان مع المريض المتعاون يكون مساعد جدا. أحيانا يتم ربط اللسان وسحبه الى الخارج بواسطة قطعة شاش (مدد الرقبة وابسطها اذا لم يكن هناك اذية بالحبل الشوكي او الشك بذلك) مع الضغط للخلف على الغضروف الحلقي يكون مفيد ويضع الحنجرة بالمكان المناسب.

41. اذا أتممت التنبيب ثبت مقدمة الأنبوب بالمكان المناسب.

42. انفخ البالون ب 10 سم هواء وثبت الأنبوب بمكانه تماما.

43. قم بالتهوية للمريض بالأوكسجين اذا توفر او بآلة التنفس المتوفرة.

44. اذا فشل التنبيب اسحب الأنبوب وحاول إدخاله ثانية بعد تهوية المريض وأكسجته.

من المضاعفات المحتملة: الرعاف, تنبيه المبهم, أذية الحاجز الأنفي, تهتك الأنسجة ما قبل البلعوم, أذية الحبال الصوتية, اقتلاع الغضروف الطرجهالي, التنبيب المرئي, التنبيب داخل القحف إذا كان لدى المريض كسر بقاعدة الجمجمة.

Advanced Airway Procedures

التقنيات المتقدمة لفتح المجرى الهوائي

Endotracheal Intubation التنبيب داخل الرغامى:

إن التنبيب داخل الرغامى ET-tube هو الإجراء المفضل للسيطرة الكاملة على الممر الهوائي عند المرضى الذين لا يستطيعون الحفاظ على ممرات هوائية آمنة ونظيفة ومفتوحة. يستطب إجراء التنبيب الرغامي عندما يكون المنقذ غير قادرا على التهوية عند مريض فاقد للوعي وذلك بالطرق التقليدية (طريقة الفم الى الفم أو B.V.M)، المريض لا يستطيع أن يحمي ممراته الهوائية (غيبوبة – توقف قلب أو توقف تنفس)، المريض يحتاج الى التهوية الاصطناعية لفترة زمنية طويلة.

إن المحاسن المتوقعة للتنبيب الرغامي هي أن الممرات الهوائية تكون معزولة تماما والذي يحميها من خطر الاستنشاق للممرات الهوائية السفلية، التهوية و الاكسجة تكون سهلة جدا، سحب المفرزات الرغامية والمفرزات القصبية تكون سهلة، يمنع ضياع التهوية وانتفاخ الرئة اثناء التهوية بالضغط الإيجابي، هو طريق لتطبيق بعض الادوية والعلاجات (مثل: النالكسون – اتروبين – فاسوبريسين – ايبينفرين – الليدوكائين).

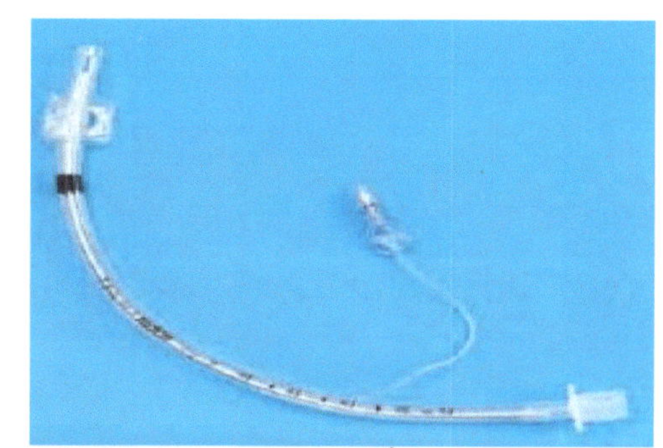

تقاس الأنابيب الرغامية بالميليمتر من حيث قطر الدائرة حيث تتوافر الأنابيب بقطر دائرة من 2.5 مم حتى 10 مم، بالنسبة لطول الأنابيب من حيث الإدخال بالرغامى يحدد بالسنيمتر. يوصى باستعمال أنابيب بقياس 7 الى 8 مم للمرضى البالغين الرجال، و7مم للمرضى البالغين النساء.

بالنسبة للرضع والأطفال يتوافر أنابيب رغامية بدون بالون في ذروته الداخلية، حيث أن الأطفال دون سن الثامنة الى العاشرة من العمر لديهم تضيق دائري على مستوى الغضروف الدرقي، هذا التضيق يفيد كوظيفة البالون بعزل الممرات السفلية ويحدد من تسرب الهواء عند الحلقة الغضروفية، بشكل عام إن الأنابيب الرغامية غير المزودة بالبالون تستعمل لهذه الفئة العمرية. هناك طرق عدة يمكن أن تستخدم لتحديد المقاس المناسب من الأنابيب الرغامية عند الأطفال والرضع. إن حجم الأنبوب الرغامي بدون بالون للأطفال أكبر من عمر سنة يمكن أن تستنبط من استعمال احد هذه المعادلات

$$\text{Tracheal tube size (mm)} = \frac{\text{Age (yr)}}{4} + 4$$

Tracheal Tube and Suction Catheter Sizes*

Approximate Age/Size (Weight)	Internal Diameter of Tracheal Tube (mm)	Suction Catheter Size (F)
Premature infant (<1 kg)	2.5	5
Premature infant (1-2 kg)	3.0	5 or 6
Premature infant (2-3 kg)	3-3.5	6 or 8
Infant (6-9 kg)	3.0 cuffed 3.5 uncuffed	8
Toddler (10-11 kg)	3.5 cuffed 4.0 uncuffed	10
Small child (12-14 kg)	4.0 cuffed 4.5 uncuffed	10
Child (15-18 kg)	4.5 cuffed 5.0 uncuffed	10
Child (19-23 kg)	5.0 cuffed 5.5 uncuffed	10
Large child (24-29 kg)	6 cuffed	10
Adolescent/Small adult (30-36 kg)	6.5 cuffed	12
Adult female	7 cuffed	12 or 14
Adult male	7 or 8 cuffed	14

طريقة اختيار مقاس الأنبوب الرغامي:

عند الأطفال: حسب العمر بالنسبة للأنبوب ذو البالون (Cuffed Tube):

$$Tracheal\ tube\ size\ (mm) = \frac{Age(yr)}{4} + 3,5$$

مثال: حجم الأنبوب بالنسبة لطفل عمره ثلاث سنوات :

$$Tracheal\ tube\ size\ (mm) = \frac{3}{4} + 3,5 = 4.25$$

التجهيزات المطلوبة: المنظار الحنجري Laryngoscope هو ضروري لرؤية المزمار والحبال الصوتية اثناء إجراء التنبيب الرغامي. ويجب توافر مآخذ مختلفة له بمقاسات متعددة, بطاريات للمنظار الحنجري مشحونة, سرنغ 10 CC, أنابيب رغامية بمقاسات مناسبة, قفازات طبية للمسعف, شاش, حوض كلوي, جهاز سحب المفرزات مع أنابيبه, رباط شاش لتثبيت الأنبوب, ممر هوائي فموي بلعومي.

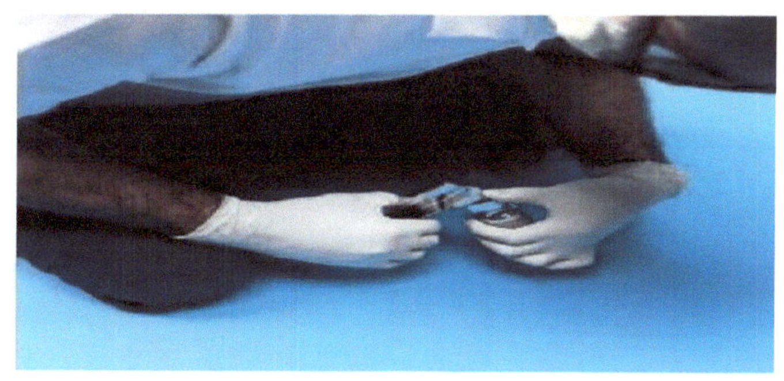

هناك نوعان من النصلة متوفرة بمقاسات مختلفة مستعملة للمنظار:

I. النصلة المباشرة المستقيمة : Straight Blade:

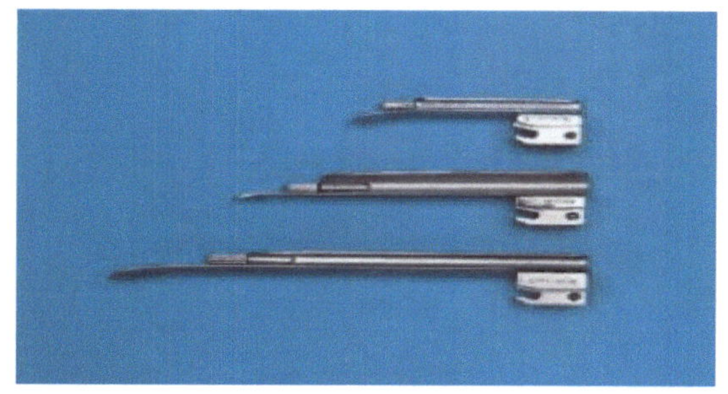

تطبق هذه النصلة بشكل مباشر لتزيح لسان المزمار لرؤية الحبال الصوتية. تستخدم هذه النصلة لتقديم اكبر قدر ممكن من الكشف عن المزمار وتحتاج الى نمط خاص. ويوصى باستخدامها لتنبيب حديثي الولادة لأنها تقدم اكبر قدر ممكن من الإزاحة للسان باتجاه ارض الفم وبالتالي مشاهدة أفضل لمكونات المزمار والبلعوم.

J. النوع الثاني هي النصلة المنحنية Curved Blade : مثل: Macintosh Blade:

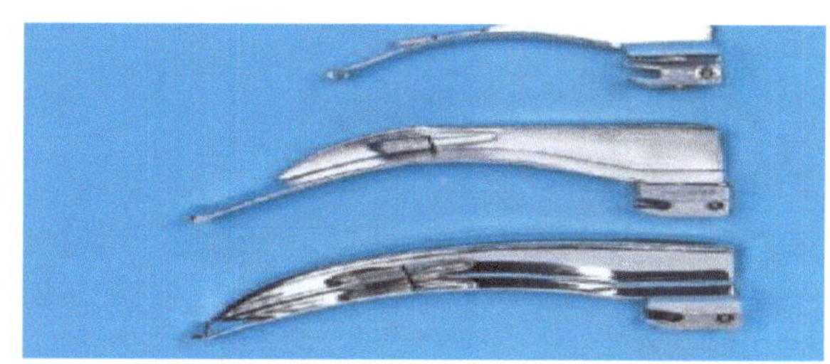

النصلة المنحنية صممت لتدخل الى الأخدود (Vallecula) مكان مستوى النصلة يزيح اللسان الى اليسار ويدفعه قليلا حيث يرفع لسان المزمار دون ان يلامسه. إن بعض مقدمي الخدمات الطبية الطارئة يميلون الى استخدام فورسيبس ماجل (بنس ماجيل) المنحني ليساعدهم بوضع الأنبوب الهوائي في المكان المخصص بشكل مباشر خلال و اثناء التنبيب أيضا في إزالة بعض المعدات الصناعية.

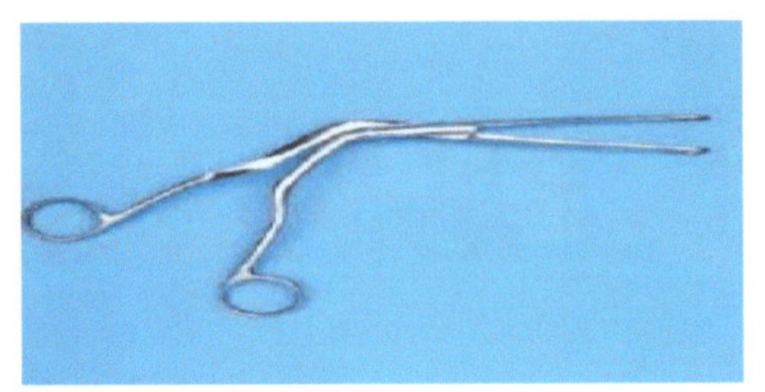

التحضير للاجراء: يجب ان يكون المريض قد تم تهويته بإحدى طرق التهوية قبل البدء بالتنبيب (فم الى قناع – فم الى فم - BVM) ويجب أن يقيم كفاية التنفس وذلك بملاحظة حركة الصدر اثناء التهوية وكذلك السماع بالسماعة الطبية لأصوات التنفس وملاحظة لون جلد المريض. قبل التنبيب يجب تهوية المريض بـ 100%O2 عند المرضى الذين يكون النبض لديهم غائبا (Pulseless) يجب ألا يتم مقاطعة عملية الانعاش لأكثر من 10 ثوان ولتحقق ذلك قم بتجهيز كامل الأدوات اللازمة للتنبيب مسبقا وبشكل دقيق. عملية إيقاف الإنعاش تكون فقط من اجل تركيب الأنبوب الرغامي في مكانه الصحيح. يجب أن يستأنف الضغط على الصدر وعملية الإنعاش مباشرة بعد أن يدخل الطرف القاصي (البعيد) للأنبوب داخل الحبال الصوتية.

في حال الحاجة الى إعادة التنبيب يجب أن يعطى المريض تهوية كافية واكسجة كافية قبل المحاولة الثانية وأيضا الضغطات الصدرية قبل كل محاولة تنبيب رئوي يجب أن تكون مدعومة بتهوية واكسجة لـ 15 – 30 ثانية بمعنى أخر قبل كل محاولة التنبيب لمرة أخرى, جهاز قياس الاكسجة النبضي وجهاز تخطيط القلب الكهربائي يجب أن يكون مراقب تماما وباستمرار اثناء عملية التنبيب.

نزع الأجسام الأجنبية مباشرة باستخدام المنظار الحنجري وبنس ماجيل لاستخراج ونزع الأجسام الأجنبية حيث يجب المحاولة بذلك فقط بعد فشل الإجراءات اليدوية لتنظيف الممرات الهوائية. الخطوات المتبعة لنزع الأجسام الأجنبية من الممرات الهوائية بشكل مباشر باستخدام منظار الحنجرة يكون كالتالي: تجميع الأدوات اللازمة لتنظير الحنجرة (جهاز الشفط يجب أن يكون جاهزا للعمل لشفط أي مفرزات أو اقياءات محتملة), يوضع المصاب بوضعية (Supine position) الاستلقاء الظهري مع تمديد الرأس للخلف, تهوية المصاب بأوكسجين إضافي إذا كان ذلك ممكنا, إدخال المنظار الحنجري حتى نشاهد الحنجرة مفتوحة والمكونات التي تحيط بها, إذا شاهدنا الجسم الأجنبي نمسكه بواسطة بنس ماجيل ونخرجه الى خارج الممرات الهوائية, إذا استعاد المريض التنفس العفوي خلال 5 ثواني نخرج نصلة المنظار الحنجري ونضع المريض تحت المراقبة, اذا لم يستعيد المريض تنفسه العفوي يجب ان ندخل الأنبوب الرغامي (Et tube) ونطبق 100% أوكسجين ونقيم الحالة القلبية الدوارنية عند المريض, إذا كان الجسم الأجنبي قد أغلق الممرات الهوائية تماما (بشكل كامل) والممرات الهوائية العلوية غير سالكة إبرة

البضع الحلقي الدرقي يجب أن تدخل في الغشاء الحلقي الدرقي هذه الطريقة يتم القيام بها لتقديم الأكسجين للمريض حتى يتم وضع Et tube او يجرى له فتحة جراحية بالرغامى بيد الأطباء المختصين. **إدخال البنس الذي سنخرج به الأجسام الأجنبية لا يتم إلا بعد رؤية الجسم الأجنبي الذي يغلق الممر الهوائي حيث يجب الحذر من إيذاء الأنسجة الرخوة بأسنان البنس.**

التنبيب من الفم: Orotracheal Intubation

اثناء التحضير للتنبيب عبر الفم يجب أن يكون المريض لا يعاني من رض. حيث يوضع المريض بوضعية (Sniffing Positipn).

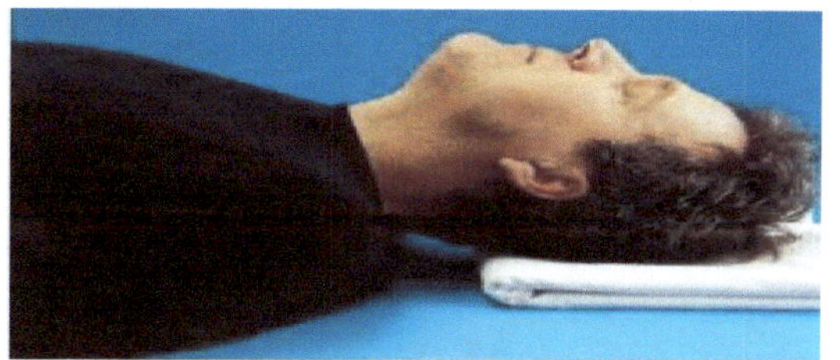

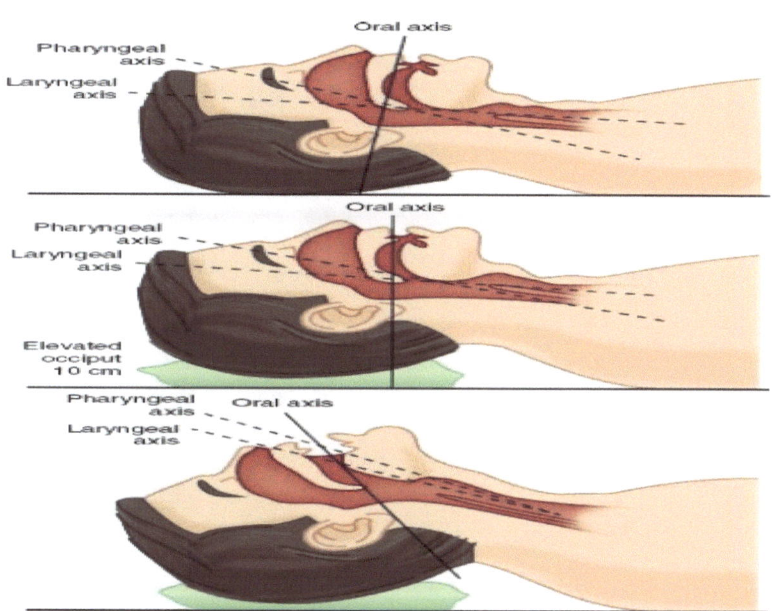

بهذه الوضعية الرقبة تكون مثنية على مستوى الفقرة الرقبية السادسة أو الخامسة والرأس مدعوم على الفقرتين الأولى والثانية هذه المحاذاة للمحاور الثلاث (الفم – البلعوم – الرأس) (المحاور البلعومية الفموية) تسمح المشاهدة المباشرة للحنجرة.

الأنبوب الرغامي الفموي:

عند تركيبه يجب أن يوضع عليه مزلق والسماعة الطبية والضوء ومعدات سحب المفرزات و القثاطر الكبيرة والصغيرة جميعها يجب أن تكون جاهزة ومتوفرة من اجل إجراء فتح مجرى هواء متقدم وقبل التنبيب يجب أن يتم تهوية المريض 100% O2 .

يكون التنبيب الرغامي كالتالي: وضعية الطبيب عند رأس المريض, افحص الجوف الفموي من المفرزات أو معدات أجنبية ويجب سحب المفرزات من الفم والبلعوم عند الحاجة,افتح فم المريض بأصابع يدك اليمنى ابعد الشفاه عن الأسنان أو اللثة لحمايتها من نصل المنظار الحنجري. تقنية فتح الفم بالأصابع المتعاكسة يجب أن تكون ناجحة لفتح فم المريض لإتمام هذه المهمة ضع الإبهام والسبابة على شكل حرف X, ادفع الفك السفلي باليد اليمنى واسحبه الى الأمام والأعلى. أزل أطقم الأسنان في حال وجودها, امسك المنظار الحنجري باليد اليسرى وادخل نصلته بالجانب الأيمن لفم المريض أزل وادفع اللسان الى اليسار حرك النصلة باتجاه الخط المتوسط وقاعدة اللسان واعرف اللهاة. اعمل ذلك بلطف وخفة وتجنب الضغط على الشفاه والأسنان, عندما تستعمل النصلة المنحنية تقدم بالنصلة الى الأخدود Vallecula (المكان يكون بين قاعدة اللسان والسطح البلعومي ولسان المزمار). عندما تستخدم النصلة الطويلة المستمرة ادخل مقدمة النصلة تحت لسان المزمار, المزمار المفتوح يكون معرضا للسحب الى الأعلى بالمقبض لا تستخدم ابدا التحفيز بالمقبض.

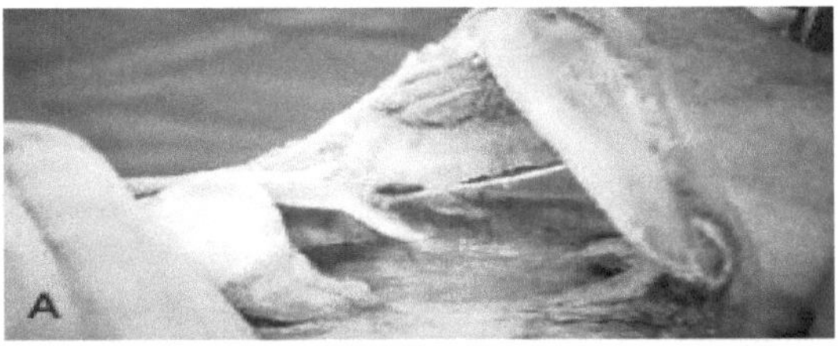

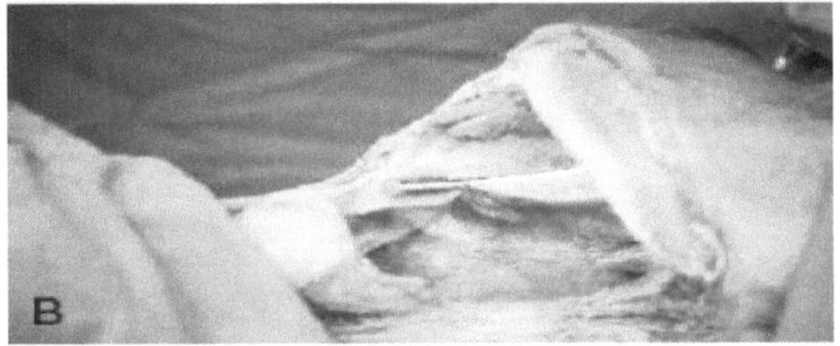

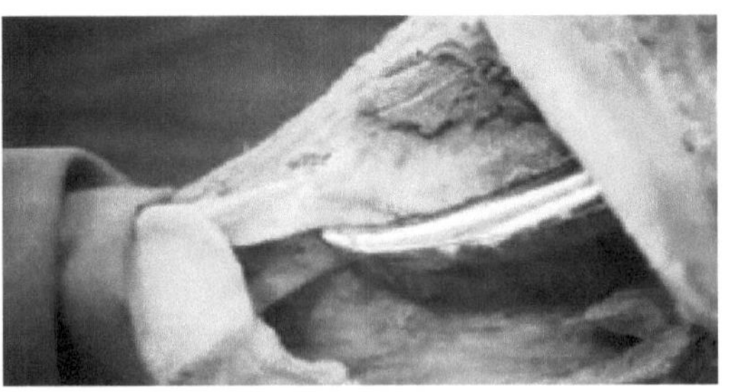

ادخل الأنبوب الرغامي الصناعي المناسب (Et tube) بالزاوية اليمنى من الفم وتحت المشاهدة المباشرة خلال الحبال الصوتية, إذا كنت تستخدم الدليل المعدني Stylet يجب إخراجه من الانبوب بعد أن يدخل الانبوب عبر الحبال الصوتية الى الرغامى. بعد مشاهدة الحبال الصوتية كن متاكدا بان النهاية البعيدة للانبوب الرغامي ذو البالون تحت الحبال الصوتية وتتجاوزها بمسافة cm 2,5 – 1.

فوهة لمعة الأنبوب يجب أن تتأكد من كونها قد تجاوزت الحبال الصوتية بـ 1 – 2.5 سم بمنتصف الطريق بين الحبال الصوتية وبداية تفرع القصبات carina. هذا المكان يسمح ببعض الانزياح للمعة الأنبوب اثناء الانثناء أو اثناء تمديد عنق المصاب بدون نزع الأنبوب الرغامي أو تحريك لمعة الأنبوب الى المنتصف (عند البالغين المسافة بين الأسنان والتفرع القصبي حوالي 27 سم. يجب أن نكون واعيين لعمق الأنبوب اثناء التنفس. الأنبوب المركب بشكل صحيح يصل بين الرقم 19 – 23 سم عند مستوى الأسنان (إشارة مكتوبة على الأنبوب الرغامي) عند هذه الإشارة تكون نهاية الأنبوب القاصية على بعد 2 – 3سم عن تفرع القصبتين Carina .

متوسط عمق الأنبوب عند الرجال 22 سم (عند الأسنان رقم 22), متوسط عمق الأنبوب عند النساء 21سم (عند الأسنان الرقم 21), انفخ البالون بـ 10 سم هواء لمنع أي هواء من التسرب الى الأعلى من حول الأنبوب وأيضا للوقاية من الاستنشاق, صل الأنبوب الرغامي الى احد التجهيزات التي تقدم التهوية وقدم التهوية للمرض, اثناء التهوية تأكد من المكان الصحيح للأنبوب بالإصغاء للصدر بالسماعة الطبية حيث يجب أن تصغي في أعلى المنطقة الشرسوفية. الخط الناصف للابط والصدر من الأمام والوحشي في كلتا الجهتين اليمنى واليسرى من الصدر, اذا كان المعدة تحوي على أصوات هوائية (قرقرة) وكانت حركات الصدر غائبة فورا افرغ بالون الأنبوب وانزع الأنبوب من الرغامى ثم حاول التنبيب ثانية بعد أن تعطي المريض O2 %100 لمدة لا تقل عن 15 – 30 ثا, عندما يكون قياس الأنبوب مناسب للمريض حاول ثانية بنفس المقاس مع الانتباه الى العلامة المناسبة عند الأسنان ثم نصغي ثانية للتأكد من صحة مكان الأنبوب. **إذا كان صوت التنفس غائبا بالجهة اليسرى فهذا يعني أن الأنبوب الرغامي الفموي قد دخل الى الرئة اليمنى.** يتم وصل الأنبوب الرغامي بالأمبو ونبدأ في التهوية أو نصل الأنبوب الرغامي بجهاز التنفس الاصطناعي بعد ضبط الجهاز بما يناسب وضع المريض.

في بعض الأحيان يكون التنبيب الرغامي الانفي اجراء يجب اختياره وخاصة عند المرضى الذين لديهم تنفس عفوي عندما يكون المنظار الحنجري صعب الاستعمال أو عندما تكون حركة الفقرات الرقبية محدودة من أمثلة هذه الظروف ما يلي:

الجرعات الزائدة من الادوية   Meadication overdose , الربو او التحسس   Asthma or anaphylaxis , الامراض الرئوية السادة المزمنة   COPD, الجلطة   Stroke, الاختلاجات (الصرع)   Seizure, تبدلات الحالة العقلية   Altered mental status

في مثل هذه الحالات والظروف الطبية يكون وضع المنظار الحنجري في فم المريض من الصعب تنفيذه وبالتالي لا يضمن نجاح التنبيب الفموي الرغامي لانها تحمل خطورة عالية في وضع واستقرار الأنبوب الرغامي بمكانه الصحيح خلال لذلك ننظر الى التنبيب عبر الأنف كإجراء بديل للتنبيب الرغامي حيث يعتبر تنبيب أعمى لا يعتمد على مشاهدة الحبال الصوتية.

عموما المريض الواعي يتحمل التنبيب الأنفي الرغامي بشكل أفضل من التنبيب الفموي. إن التنبيب الأنفي الرغامي غالبا ما يسبب رض على مخاطية الرغامى اقل من التنبيب عبر الفم لان الأنبوب الرغامي الصناعي سوف يدخل الرغامى ويتحرك جانب الرغامى اقل من التنبيب الفموي الذي يتطلب حركة الرقبة والرأس. إذا سمح الوقت يجب على تقني طب الطوارئ أن يستعمل دواء مقبض وعائي اثناء تحضير المريض (مقبض وعائي بخاخ) ومخدر موضعي مثل (بخاخ فينيل ايبينفرين) (الليدوكائين جل).

هذه الإجراءات تجعل المريض أكثر ارتياحا وغالبا تقلل النزف الأنفي (الرعاف) وهذه يمكن أن تحدث بشكل ثانوي نتيجة الإجراء وإذا سمح الوقت قيم المكان الذي سوف يوضع فيه الأنبوب القاسي قبل الإجراء و انظر الى الأنف الأوسع لان الأنبوب الصلب يمكن أن يضغط المخاطية ويزيد الرض عليها

لا يوصى بإجراء التنبيب الأنفي الرغامي للمريض الذي لديه انقطاع تنفس, المريض الذي لديه كسور متوسطة بالوجه, المريض الذي لديه كسور بالأنف, المريض الذي لديه كسور في قاعدة الجمجمة أو الشك بوجود كسور. يكون ادخال الأنبوب الأنفي الرغامي كالتالي:

45.اختيار الأنبوب المناسب   ET- Tube ويكون قياسه اقل من الفموي بـ 1 سم (الأنبوب نفسه مصمم للتنبيب الأنفي أو الفموي الرغامي وبعض الأنابيب الرغامية تكون اكبر من ذلك للتحكم بقمة الأنبوب حيث يساعد على دخول الرغامى)

- حضر وافحص كل الأدوات الازمة (نفخ البالون – السرنغ – جهاز سحب المفرزات – السماعة الطبية)

46. قم بتهوية المريض بـ100% o2 قبل الاجراء

47. ادهن الأنبوب الأنفي الرغامي بمادة مخدرة او مزلقة مثل الليدوكائين جل

48. ادخل الأنبوب بفوهة الأنف وتقدم به على ارض الأنف إذا كانت فتحة الأنف واضحة ونظيفة و واسعة تقدم بشكل مباشر اذا كانت كلتا فتحتي الأنف واضحتين ادخل في المنخر الأكبر أولا إذا فشلت بالدخول في المنخر الأول اعد المحاولة بالفتحة الثانية قبل اختيار أنبوب رغامي اقل بـ 0,5 ملمتر بالقطر.

49. قف بجانب المريض ومعك الأنبوب بيد وباليد الأخرى جس الحنجرة بالإبهام والإصبع الوسطى. انحناء الأنبوب يجب أن يتماشى ويتشابه مع الانحناء التشريحي الطبيعي للممرات الهوائية. بهدوء تقدم وادخل الأنبوب بينما تدور الأنبوب بـ 15 – 30 درجة حتى يبدأ الهواء بالتدفق عبر الأنبوب ويمكن سماع الهواء الذي يتدفق من ET.tube.

50. بسرعة وبرقة ادخل الأنبوب مع بداية النفس (الشهيق)

51. اخراج اللسان مع المريض المتعاون يكون مساعد جدا. أحيانا يتم ربط اللسان وسحبه الى الخارج بواسطة قطعة شاش (مدد الرقبة وابسطها اذا لم يكن هناك اذية بالحبل الشوكي او الشك بذلك) مع الضغط للخلف على الغضروف الحلقي يكون مفيد ويضع الحنجرة بالمكان المناسب.

52. اذا أتممت التنبيب ثبت مقدمة الأنبوب بالمكان المناسب.

53. انفخ البالون بـ 10 سم هواء وثبت الأنبوب بمكانه تماما.

54. قم بالتهوية للمريض بالأوكسجين اذا توفر او بآلة التنفس المتوفرة.

55. اذا فشل التنبيب اسحب الأنبوب وحاول إدخاله ثانية بعد تهوية المريض وأكسجته.

من المضاعفات المحتملة: الرعاف, تنبيه المبهم, أذية الحاجز الأنفي, تهتك الأنسجة ما قبل البلعوم, أذية الحبال الصوتية, اقتلاع الغضروف الطرجهالي, التنبيب المرئي, التنبيب داخل القحف إذا كان لدى المريض كسر بقاعدة الجمجمة.